일러스트
100세까지 건강한 전립선

일러스트 100세까지 건강한 전립선

초판 1쇄 인쇄 2020년 4월 20일
초판 1쇄 발행 2020년 4월 30일

지은이 | (감수) 타카하시 사토루
발행인 | 정동명
발행처 | (주)동명북미디어 도서출판 정다와
디자인 | 김민정
번역가 | 김철용
인쇄소 | (주)재능인쇄

도서출판 정다와
주 소 | 서울시 서초구 동광로 10길 2 덕원빌딩 3층 (주)동명북미디어
전 화 | 02.3481.6801
팩 스 | 02.6499.2082
홈페이지 | https://jungdawabook.wixsite.com/dmbook
출판신고번호 | 2008-000161
ISBN | 978-89-6991-030-1(03510)
정가 15,000원

일러스트

100세까지 건강한 전립선

감수 **타카하시 사토루** | 번역 **김철용**

정다와

쾌적한 생활을
보낼 수 있기 위하여

전립선 비대증과 전립선암은 중노년 남성을 괴롭히는 성가신 질병입니다. 하지만 '화장실에 자주 간다', '소변이 잘 안 나온다' 같은 증상이 있어 고민하면서도 수치심에서, 혹은 나이 탓일 거라는 체념에서 진찰받는 것을 주저하시는 환자가 적지 않습니다. 그래서 '환자가 자신의 질병을 바르게 이해하고, 적절한 치료를 받는 데 필요한 정보를 알기 쉽게 전달한다'는 목적으로 이 책 '울트라 도해 전립선 질병(원저명)'이 탄생하게 되었습니다.

전립선 질병 중에서 전립선 비대증이 직접 목숨에 관계되는 일은 없지만 'Quality of Life(QOL) = 삶의 질'에 지장을 주는 질병입니다. 따라서 스스로 대처할 수 있는 것을 우선 시행하고, 만족할 수 있는 효과를 얻을 수 없는 경우에는 의사의 진찰을 꼭 받으십시오. 그리고 의사의 설명을 납득할 때까지 잘 듣고, 당황하지 말고 자신에게 맞는 가장 좋은 치료법을 선택하면 됩니다. 다행스럽게도, 이 책에서 소개하고 있듯이 최근의 약물요법과 수술 기법은 눈부시게 발전하여 질병의 정도와 자신의 생활 스타일에 맞추어 치료법을 선택할 수 있게 되었습니다. 알고 계시는 바와 같이 일본은 세계 최고의 장수 사회입니다. 여성의 평균 수명에는 못 미치지만, 남성도 마음먹기에 따라 50세를 넘은 후에도 여전히 긴 인생을 즐겁게 보낼 수 있습니다. 참거나 나이 탓이라고 체념한다면 한 번뿐인 인생이 아깝다고 느끼게 될 것입니다.

한편, 전립선암은 미국과 유럽에 비해 일본인에게는 적은 암이었지만, 현재는 남성 암 발생률 1위가 되었습니다. 전립선암은 독특한 성질을 가진 암입니다. 즉, 악성도의 편차가 커서 발견해도 곧바로 치료하지 않고 경과를 관찰할 수 있는 '얌전한 암'에서부터 매우 진행이 빨라서 목숨을 위협하는 '난폭한 암'까지 있습니다. 또한, 조기 발견하면 치료법 종류도 다양하여 로봇 보조 하복강경 수술, 최신 방사선 요법, 중립자선 요법 등을 악성도와 환자의 희망에 맞게 선택할 수 있습니다. 또한, 만일 이미 전이가 된 상태라고 해도 외래 치료로 부작용이 별로 없는 내분비 요법을 받는 것만으로 상당 기간 개선 혹은 진행 억제를 할 수 있습니다.

전립선 질병으로 고민하는 많은 남성이 가장 좋은, 그리고 만족할 수 있는 치료를 받아서 하루라도 빨리 쾌적한 생활을 보낼 수 있도록 이 책이 도움이 된다면 그보다 기쁜 일은 없을 것입니다.

마지막으로 이 책을 간행하는 데 있어 취재, 구성에 협력해 주신 코야마 타케시 씨, 기획에서 출판에 이르는 동안 내내 적절한 지원을 해 주신 ㈜호켄(法研) 편집부 출판사업과의 이치다 하나코 씨에게 깊은 감사를 드립니다.

2017년 6월 24일
니혼대학 의학부 캠퍼스에서 타카하시 사토루

제2장 전립선 질환을 진단하는 검사

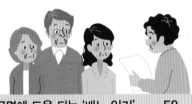

제3장 전립선 비대증의 발병과 치료법

제4장 전립선암의 발병과 치료

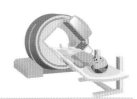

목차

제5장 치료 중·치료 후의 QOL(삶의 질)을 유지하기 위하여

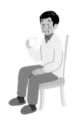

제1장

전립선은 어떤 장기인가?
그 기능과 메커니즘

전립선은 어떤 장기이며, 어떤 기능을 담당하고 있을까요?
평소에는 별로 의식하지 않는 전립선의 기능을 소개하겠습니다.

중노년 남성을 괴롭히는 전립선 질환

나이가 들어감에 따라 전립선에 장애가 늘어간다

'화장실을 자주 간다', '소변 후 시원하지 않다' 등 소변 트러블을 안고 있는 사람이 늘고 있습니다.

경제가 발전하고 '고령사회'가 진전되면서 지금 세계는 장수국이 증가하고 있습니다. 그것에 동반하여 전립선 질병이 늘고 있습니다.

전립선 질병 중에서 가장 많은 것이 '전립선 비대증'입니다. 40대부터 전립선 비대가 시작되어 80세까지 약 80%의 남성에게 증상이 나타나게 됩니다. 전립선이 비대해져 배뇨가 제대로 되지 않거나, 배뇨해도 소변이 남은 것같이 느끼는 잔뇨감 등 배뇨에 관한 괴로움을 일으킵니다.

중노년 이후의 남성에게는 결코 드물지 않은 질병으로 고령사회의 진행과 함께 점점 환자 수가 증가할 것이 예상되고 있습니다.

또 하나 간과할 수 없는 전립선 질병이 전립선암입니다. 전립선암은 과거에는 나라마다 발병률이 달라서 '서구인에게 많고, 일본인에게는 적다'고 생각되어 왔으나, 근년에는 일본인의 발병률이 올라가고 있습니다. 사실, 이미 남성이 걸리는 암 중 제1위라고 합니다.

원인은 식생활의 서구화에 따른 증가와 검사기술의 발전에 의한 환자 발견 수의 증가 등으로 지적되고 있습니다.

전립선암은 남성호르몬*의 영향으로 발생되는 암인데, 진행이 느리며 고령이 됨에 따라 증가하는 특징이 있어 고령화가 진전될수록 점점 숫자가 늘어날 것으로 예상되고 있습니다.

우선은, 전립선의 메커니즘과 기능에 관하여 상세히 알아 두도록 합시다.

용어해설 **남성호르몬** 성호르몬의 일종. 정소에서 분비되는 테스토스테론 등이 있으며, 전립선과 음경의 발달 촉진, 수염과 체모가 짙게 나게 하는 등 소위 남성다움을 유지하게 해준다.

중노년부터 증가하는 소변 트러블

전립선 이상으로 나타나는 증상은?

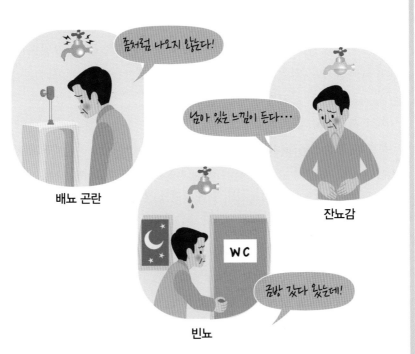

배뇨 곤란

졸졸처럼 나오지 않는다!

남아 있는 느낌이 든다…

잔뇨감

빈뇨

금방 갔다 왔는데!

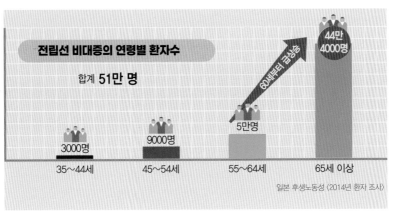

전립선 비대증의 연령별 환자수

합계 51만 명

44만 4000명

60세부터 급상승

5만명

3000명

9000명

35~44세　　　45~54세　　　55~64세　　　65세 이상

일본 후생노동성 (2014년 환자 조사)

전립선의 **구조**

전립선은 남성 특유의 장기

전립선은 남성 생식기의 일부이며, 남성에게만 있는 장기입니다.

남성의 경우, 연령이 증가할수록 배뇨에 관련된 고민을 안고 있는 사람이 늘어갑니다. 많은 것이 전립선의 질병에서 오는데, 거기에는 전립선의 위치와 주위 장기가 관련되어 있습니다.

우선, 전립선의 위치를 확인합시다.

하복부 중앙에는 소변을 저장하는 장기인 방광이 있으며, 방광 하부에서 음경을 향하여 요도가 뻗어 있습니다. 방광 바로 아래, 요도의 뿌리 부분 3cm 정도를 둘러싸듯이 자리하고 있는 것이 전립선입니다. 딱 밤알 정도 크기의 장기입니다. 몸의 정면에서 보면 치골 바로 뒤에 있으며, 그 안쪽에는 직장이 있습니다. 직장은 변이 지나가는 길인데, 전립선과 접해 있기 때문에 의료기관에서 하는 촉진(觸診)*은 항문에 손가락을 넣어 직장을 통해 전립선 후부를 만져서 단단함과 크기 등을 확인하여 전립선 질병을 진단하는 단서의 하나로 활용하고 있습니다.

전립선 하부는 골반저근에 닿아 있습니다. 골반저근이란 요도괄약근, 항문거근 등으로 이루어진 골반저부에 있는 근육군을 말합니다. 골반 안에서 마치 해먹(hammock)처럼 내장을 떠받치며, 또한 소변과 대변의 배설 조절에 중요한 역할을 하고 있습니다. 방광과 직장 사이에는 정낭이 있으며, 거기로부터 뻗은 사정관이 전립선 후부를 통과하여 요도에 연결되어 있습니다. 이와 같이 전립선은 배뇨와 생식에 관여하는 다양한 장기 및 근육과 인접해 있습니다.

다음 항에서는 전립선의 특징을 구조에서부터 자세히 살펴봅시다.

 용어해설 촉진 의사가 직접 환자의 신체 각부를 만지며 진단하는 것. 비뇨기과에서는 직장에 손가락을 넣고 전립선을 만져서 모양과 단단함, 통증 등을 조사하는 촉진을 한다.

전립선의 위치 및 다른 장기와의 관계 구조

옆에서 본 그림

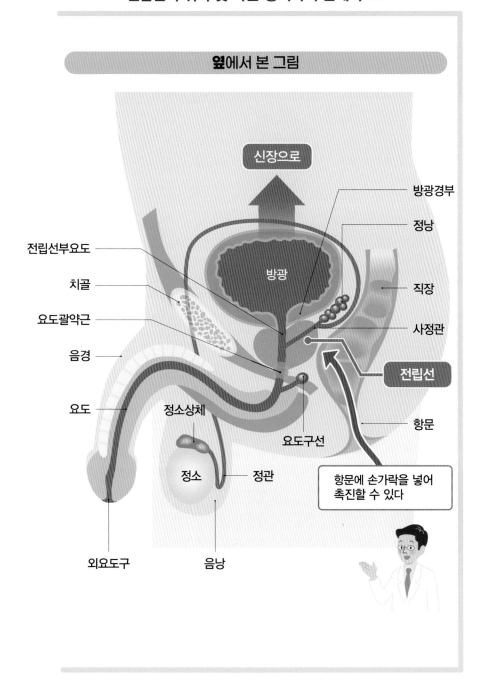

신장으로

방광경부

정낭

직장

사정관

전립선

항문

전립선부요도

치골

요도괄약근

음경

요도

방광

정소상체

요도구선

정소

정관

외요도구

음낭

항문에 손가락을 넣어 촉진할 수 있다

전립선이 기능하는 메커니즘

전립선이 배뇨와 생식에 관련된 장기 속에 위치하고 있다는 것을 설명하였는데, 전립선 그 자체도 이 2가지 장기에 커다란 역할을 하고 있습니다.

전립선은 남성 생식기의 일부입니다. 아이 때는 작고, 사춘기 들어 정소에서 남성호르몬 분비가 증가하면 커져서 무게 15~20g 정도가 됩니다.

크기는 직경 4cm, 길이 3cm 정도로, 장기로서는 그다지 크지 않습니다. 전립선은 밤알 같은 모양을 하고 있으며, 밤처럼 단단한 껍질 '전립선 피막'으로 싸여 있습니다. 내부는 주로 4개 부분으로 나눠집니다.

요도 주변의 '이행(移行) 영역', 이행 영역으로부터 복부 쪽을 향해 있는 '전방섬유근간질(anterior fibromuscular stroma)', 사정관이 지나가고 있는 '중심 영역', 이행 영역의 뒤쪽에 있는 '변연 영역(辺縁領域)'입니다.

이전에는 이행 영역을 내선, 변연 영역을 외선이라고 불렀습니다.

이행 영역과 변연 영역은 주로 선(腺)세포로 되어 있습니다. 선세포는 정액의 일부가 되는 전립선액을 분비합니다. 중심 영역은 주로 평활근*이라는 근육세포로 되어 있습니다. 이것은 배뇨 제어에 사용됩니다(20페이지 참조).

전방섬유근간질에는 선세포가 없고, 근육과 섬유조직으로 이루어져 있습니다. 전립선 비대증은 이행 영역에서, 전립선암은 변연 영역에서 발생하는 경우가 많다는 특징이 있습니다.

전립선의 역할은 크게 나누어 배뇨에 관련된 것과 생식에 관련된 것 등 2가지가 있습니다.

다음 항에서는 우선 배뇨에 관해서 자세히 설명하겠습니다.

용어해설 평활근 근육 조직의 하나. 전립선 등 비뇨기계의 도관벽(導管壁)이나 소화기벽 등 심장 이외의 내장과 혈관 등의 벽에 있다. 자신의 의사와는 관계없이 기능하는 불수의근(不隨意筋).

전립선의 구조

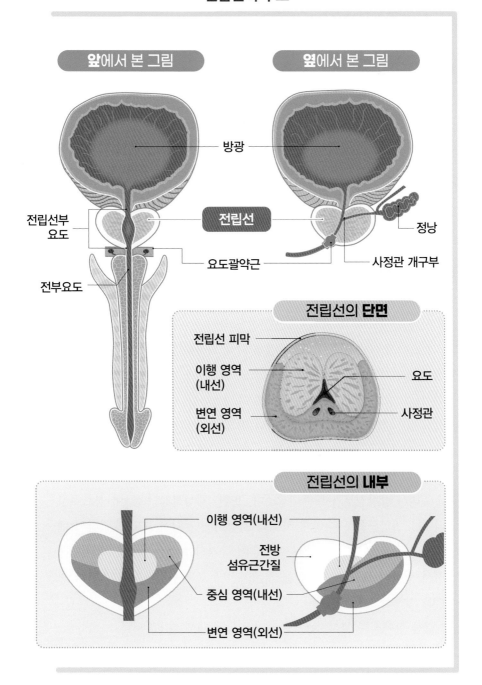

앞에서 본 그림

옆에서 본 그림

방광

전립선

전립선부
요도

전부요도

요도괄약근

정낭

사정관 개구부

전립선의 **단면**

전립선 피막

이행 영역
(내선)

변연 영역
(외선)

요도

사정관

전립선의 **내부**

이행 영역(내선)

전방
섬유근간질

중심 영역(내선)

변연 영역(외선)

전립선은 **2가지 역할**을 담당하고 있다

배뇨를 제어하는 역할

전립선의 첫 번째 역할은 배뇨 컨트롤입니다.

소변은 신장에서 혈액이 여과됨으로써 만들어져서 요관을 통해 방광으로 보내집니다. 방광은 신축성 있는 주머니 모양의 장기입니다. 방광이 소변을 저장하기 때문에 방광 하부로부터 나와 있는 요도의 뿌리에서 '방광경부'가, 전립선 약간 밑에서 '요도괄약근'이 죄어져서 요도를 막습니다. 즉, 요도는 전립선 상부의 방광경부와 하부의 요도괄약근 등 2군데서 죄어져 새지 않는 구조로 되어 있습니다.

배뇨의 컨트롤은 자신의 의사로 움직일 수 있는 체성신경과 자신의 의사와는 별도로 기능하는 자율신경 양쪽이 관여하고 있습니다.

배뇨하지 않을 때는 뇌의 지령에 의해 자율신경 중 교감신경이 흥분한 상태가 되어 방광벽의 근육이 느슨하게 늘어나고 방광경부가 수축하여 소변이 저장될 수 있는 상태를 유지합니다.

소변이 방광에 어느 정도 모이면 방광벽을 압박하여 그 자극이 뇌에 전해져서 '요의'를 느낍니다. 뇌가 배뇨 지령을 내보내면 배뇨 반사에 의해서 이번에는 자율신경 중 부교감신경이 흥분하여 방광벽의 근육이 수축해서 방광경부가 느슨해집니다. 또한, 체성신경인 음부신경으로부터 요도괄약근을 느슨하게 하도록 지령이 전달되어 요도가 열려서 배뇨됩니다. 고령이 되면 배뇨 트러블이 증가하는 것은 전립선이 비대해져서 상하의 괄약근 움직임을 저해하거나 요도를 압박해서 소변의 흐름을 저해하기 때문입니다.

다음 항에서는 생식기관으로서의 역할에 대해 설명합니다.

배뇨를 컨트롤하는 3개의 신경과 요도괄약근

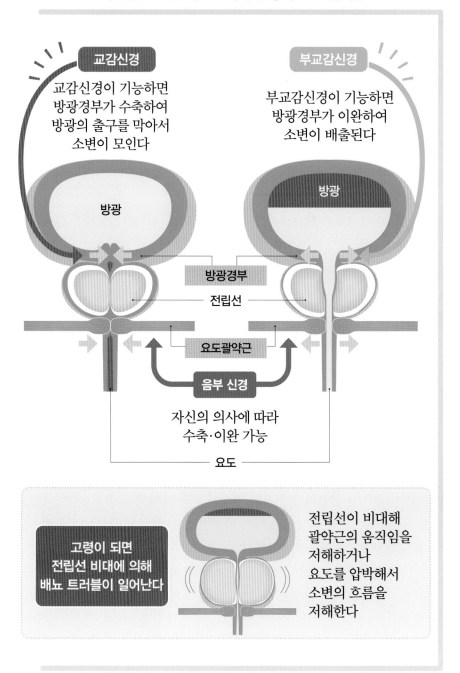

교감신경

교감신경이 기능하면
방광경부가 수축하여
방광의 출구를 막아서
소변이 모인다

방광

부교감신경

부교감신경이 기능하면
방광경부가 이완하여
소변이 배출된다

방광

방광경부

전립선

요도괄약근

음부 신경

자신의 의사에 따라
수축·이완 가능

요도

**고령이 되면
전립선 비대에 의해
배뇨 트러블이 일어난다**

전립선이 비대해
괄약근의 움직임을
저해하거나
요도를 압박해서
소변의 흐름을
저해한다

생식기관으로서의 역할

전립선의 또 한 가지 중요한 역할은 생식에 관련된 것입니다.

우선, 전립선에서는 '전립선액'을 분비합니다. 이것은 정낭에서 분비되는 정낭액과 섞여서 정액이 되는 것으로, 정액의 약 30%를 구성하고 있습니다. 전립선액은 우윳빛 백색의 끈적끈적한 액체로, 구연산과 산성 포스파타아제라는 단백질, 아연, 마그네슘 등을 포함하고 있습니다. 정자에 영양을 주거나 정자를 활발하게 합니다.

또한, 전립선액은 약알칼리성입니다. 여성의 몸으로 들어가면 본래 약산성인 생식기 내를 중화하여 정자를 지키는 역할도 합니다.

나아가, 전립선은 사정할 때도 소변과 정액이 섞이지 않도록 하는 중요한 기능을 합니다. 사정관과 요도는 전립선 안에서 연결되어 있어서 사정할 때는 요도가 정액의 최종 출구가 됩니다.

성적으로 흥분하면 방광경부와 요도괄약근(20페이지 참조), 그리고 전립선 근육이 수축하여 요도가 죄어집니다.

다음으로, 사정관과 요도의 접합 부분이 열려서 정자와 정낭액이 요도로 흘러 들어갑니다. 이때 방광경부가 닫혀서 방광에는 들어가지 않도록 되어 있습니다. 전립선 내의 요도에서 정자와 정낭액과 전립선액이 섞여서 정액이 되어 저장됩니다.

또한, 성적인 흥분이 높아지면 전립선 근육이 수축되고 요도괄약근이 느슨해짐으로써 저장된 정액이 한꺼번에 밀려 나가 체외로 분출됩니다. 이것이 사정의 메커니즘입니다.

그런데 남성 생식기의 일부인 전립선은 남성호르몬의 영향을 강하게 받고 있습니다. 다음 항에서 그것에 관하여 설명하겠습니다.

생식기로서의 전립선의 기능

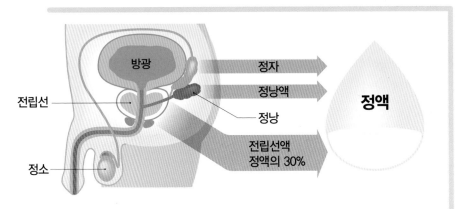

정자
정낭액
정낭
전립선
정소
전립선액
정액의 30%
정액

사정은 아래와 같은 단계를 거쳐 일어난다

① 성적인 흥분이 높아지면
요도괄약근이 수축하여
전립선부 요도의 출구와
입구가 막혀서 소변이
정액과 섞이지 않도록 한다

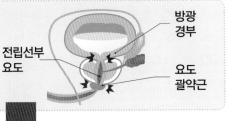

방광
경부
전립선부
요도
요도
괄약근

② 사정관 접속 부분이 열려
전립선부 요도에
정액이 분비된다

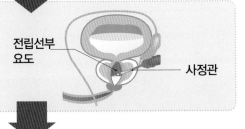

전립선부
요도
사정관

③ 흥분이 정점에 달하면
전립선, 요도 등을
둘러싼 근육이 수축하여
사정에 이른다

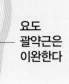

요도
괄약근은
이완한다

전립선은 남성호르몬의 영향을 받는다

전립선은 남성 생식기의 일부이며, 남성호르몬의 영향을 받고 있습니다.

아이의 전립선은 매우 작으며, 사춘기에 남성호르몬 분비가 증가함에 따라 점차로 크게 성장합니다.

어른의 몸이 된 후에도 전립선은 남성호르몬에 크게 영향을 받으며, 또한 남성호르몬은 전립선 질병에도 영향을 주고 있습니다.

여기서, 남성호르몬에 관해서 이해해 둡시다.

호르몬에는 다양한 종류가 있으며, 각각 몸을 일정 상태로 유지시키는 기능을 하고 있습니다. 우리가 일반적으로 남성호르몬이라고 부르고 있는 것은 몇 가지 호르몬의 총칭입니다. 대표적인 것이 '테스토스테론'으로 주로 정소에서 분비되고 있습니다.

테스토스테론은 남성 생식기의 성장을 촉진하는 것 외에도 근육을 증가시키거나 골격을 발달시키는 작용이 있습니다.

영향력이 큰 테스토스테론이지만, 인체에는 이것을 적정량으로 유지하는 메커니즘이 갖춰져 있습니다. 그것에 관여하는 것이 '황체 형성 호르몬(Luteinizing hormone, LH)'과 '황체 형성 호르몬 방출 호르몬(Luteinizing homone-releasing hormone, LH-RH)'입니다.

우선, 뇌 시상하부에서 황체 형성 호르몬 방출 호르몬이 분비되면 그 자극으로 뇌하수체가 황체 형성 호르몬을 방출합니다. 이것이 정소에 도달하면 그 자극으로 테스토스테론이 생성·분비됩니다.

테스토스테론이 많이 분비되면 황체 형성 호르몬 방출 호르몬과 황체 형성 호르몬의 분비가 억제되어 그 결과로 테스토스테론의 양이 일정하게 유지됩니다. 이것을 피드백 조절계라고 합니다.

다음 항에서는 전립선 질병을 설명합니다.

테스토스테론이 분비되는 메커니즘

남성호르몬인 테스토스테론은 다음과 같은 단계로 분비된다

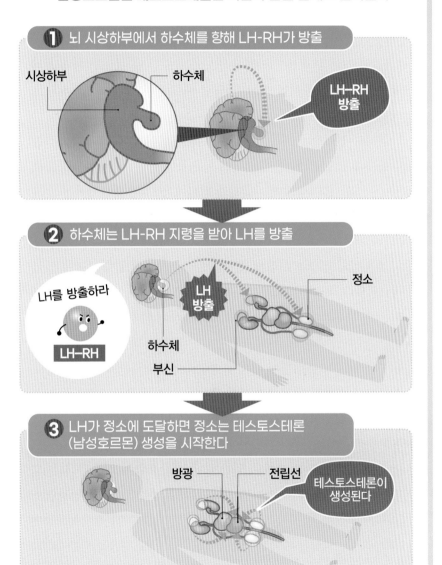

1 뇌 시상하부에서 하수체를 향해 LH-RH가 방출

시상하부

하수체

LH-RH
방출

2 하수체는 LH-RH 지령을 받아 LH를 방출

LH를 방출하라

LH-RH

LH
방출

정소

하수체

부신

3 LH가 정소에 도달하면 정소는 테스토스테론
(남성호르몬) 생성을 시작한다

방광

전립선

테스토스테론이
생성된다

전립선에 생기는 **주요 질병**은

다양한 원인으로 장애를 일으킨다

전립선이 장애를 일으키는 이유는 다양합니다.

대표적인 것이 전립선이 커져서 빈뇨와 잔뇨감 등 중노년 남성의 배뇨 트러블의 주요 원인이 되는 '전립선 비대증(제3장 참조)'입니다. 또한, '전립선암(제4장 참조)'도 최근 증가하고 있습니다.

그 외에도 전립선에 생기는 질병으로는 '전립선염', '결석', '전립선통' 등이 있습니다. 전립선염은 전립선이 세균 등에 감염됨으로써 염증을 일으키는 질병입니다. 증상에는 급성과 만성이 있으며, 급성에서는 발열, 배뇨 시의 통증과 배뇨 곤란, 빈뇨, 하복부 통증, 전신의 권태감 등이 나타납니다. 원인은 대장균인 경우가 많으며, 전립선이 붓는 것이 특징입니다. 요도염과 방광염도 함께 발병하기 쉬워서 확실하게 치료 받는 것이 중요합니다. 만성은 세균 감염에 의한 것 이외에도 스트레스가 요인이 되는 경우도 많다고 생각됩니다. 거의 증상이 없거나, 하복부 통증과 불쾌감이 나타납니다. 치료는 급성·만성 모두 주로 항생물질로 합니다.

결석*은 전립선 분비물에 칼슘이 결합해서 덩어리가 되는 것입니다. 대부분 증상이 없기 때문에 치료할 필요는 없지만, 세균 감염 등을 동반할 때에는 항생물질에 의한 치료를 합니다. 전립선통은 배뇨 시에 통증과 불쾌감이 있지만 전립선에 염증 등이 없는 질병입니다. 치료는 진통제로 통증을 억제하는 등과 같은 대증요법이 적용됩니다. 또한, 만성 전립선염이나 전립선통과 증상이 비슷한 '간질성 방광염'이 있습니다. 소변이 방광에 쌓임에 따라 증상이 강해지는데, 배뇨하면 편안해집니다. 의심될 때에는 비뇨기과 전문의에게 진찰을 받읍시다.

용어해설 결석 체내에서 분비물 등이 굳어져 돌처럼 된 것. 소변 속 성분이 신장 안에서 굳어진 것이 신장 결석. 요관을 이동할 때 통증과 혈뇨 등의 증상이 나타난다.

'세균성 전립선염'의 원인과 증상

'세균성 전립선염'은 세균 감염에 의해 발생하는 전립선 염증

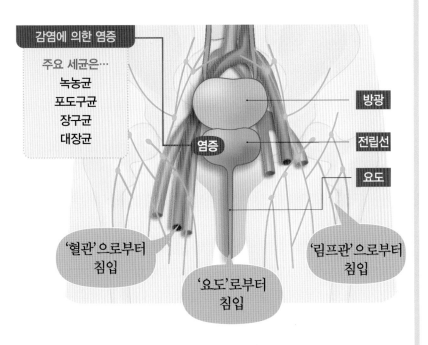

감염에 의한 염증

주요 세균은…
녹농균
포도구균
장구균
대장균

염증

방광

전립선

요도

'혈관'으로부터 침입

'요도'로부터 침입

'림프관'으로부터 침입

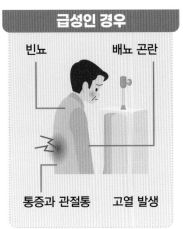

급성인 경우

빈뇨

배뇨 곤란

통증과 관절통

고열 발생

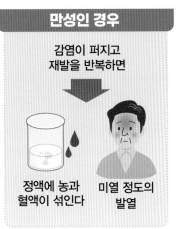

만성인 경우

감염이 퍼지고 재발을 반복하면

정액에 농과 혈액이 섞인다

미열 정도의 발열

전립선 장애로 나타나는 증상은

대표적인 증상은 소변 트러블

전립선은 평소 의식하는 일이 별로 없는 장기입니다. 하지만 일단 병에 걸리면 생활의 질에 영향이 나타납니다. 앞에서 소개한 전립선염 통증 등을 오래 앓고 계신 분도 적지 않습니다.

또한, 50대가 되면 많은 남성이 '소변이 잘 나오지 않는다', '화장실에 자주 간다' 등 배뇨에 관한 트러블을 경험하게 됩니다.

배뇨에 관한 트러블은 '하부요로증상'이라고 불리며, 크게 배뇨 시의 트러블인 '배뇨증상'과 그 외의 것으로 나눠집니다.

배뇨증상은 '소변이 잘 나오지 않는다', '소변이 힘차게 나오지 않는다', '소변을 배출할 때 힘을 주지 않으면 안 된다', '도중에 소변이 멈춘다', '요의가 있는데도 소변이 나오지 않는다' 등이 있습니다.

그 외의 하부요로증상으로 많은 것이 소변이 쌓이고 있는 동안의 '축뇨 증상'입니다. '빈번히 요의를 느낀다(빈뇨)', '취침 시에도 요의를 느낀다(야간 빈뇨)', '화장실에 도착할 때까지 소변을 참지 못한다(요실금)' 등입니다.

그 밖에 '배뇨 후에도 요의를 느낀다(잔뇨감)', '끝났다고 생각했는데 소변이 나왔다(요실금)' 등 배뇨 후 증상도 있습니다.

배뇨에 관한 트러블은 거의가 전립선 비대증을 원인으로 하는 것입니다. 하지만 진행된 전립선암이 원인인 케이스도 있습니다.

거꾸로 전립선암은 초기에는 자각 증상이 거의 없기 때문에 소변 트러블이 없다고 해서 안심할 수 있는 것도 아닙니다. 또한 하부요로증상이 있어도 전립선이 원인이 아닌 것도 있습니다.

다음 항에서 소개합니다.

어떤 소변 트러블이 일어나는가?

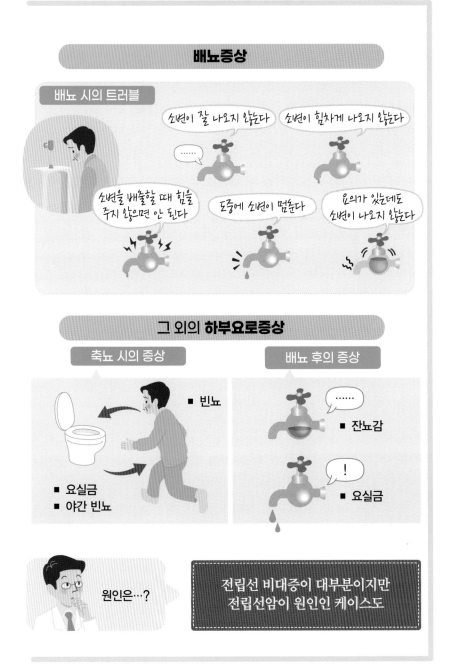

배뇨증상

배뇨 시의 트러블

소변이 잘 나오지 않는다

소변이 힘차게 나오지 않는다

......

소변을 배출할 때 힘을 주지 않으면 안 된다

도중에 소변이 멈춘다

요의가 있는데도 소변이 나오지 않는다

그 외의 **하부요로증상**

축뇨 시의 증상

- 빈뇨
- 요실금
- 야간 빈뇨

배뇨 후의 증상

......

- 잔뇨감

!

- 요실금

원인은…?

전립선 비대증이 대부분이지만
전립선암이 원인인 케이스도

하부요로증상 전부가 전립선 질병인 것은 아니다

배뇨 트러블을 자각하고 있어도 생활에 그다지 지장이 없는 경우, '보나 마나 전립선 비대증이겠지'라고 가볍게 생각해 버리는 경우가 있습니다.

하지만 배뇨 트러블은 전립선 비대증이나 진행된 전립선암 등 전립선 질병만이 원인은 아닙니다. 증상은 '배뇨 트러블'이라도 전신의 다양한 질병이 원인이 되어 일어나는 경우도 있다는 것입니다.

전립선 이외의 비뇨기계가 원인이 되는 경우로는 방광이 세균에 감염됨으로써 일어나는 '방광염', 그리고 '방광암', '방광 결석', 방광의 일부가 방광 밖으로 나와 버리는 '방광 게실', 방광이 요의에 과민해지는 '과활동 방광', 요도가 임균*등에 감염되어 염증을 일으키는 '요도염' 등이 있습니다.

뇌와 척수(脊髓) 등의 신경계에 장애가 있어 배뇨 제어가 제대로 되지 않음으로써 일어나는 경우도 있습니다.

뇌의 질병에서 오는 것으로는 '뇌혈관 장애', '뇌종양*', '치매', 뇌의 이상으로 인해 몸의 움직임에 장애가 나타나는 '파킨슨병', 뇌에 변성이 일어나 운동 등이 장애를 받는 '다계통 위축증' 등이 있습니다.

척수에 원인이 있는 것으로는 '척수 손상'과 '척수 종양', 척주관 협착증과 추간판 헤르니아 등과 '척수 변성 질환', '척수 혈관 장애', 태어날 때부터 척수의 일부가 없는 '이분 척추' 등이 있습니다.

또한, '당뇨병'이나 골반 내 수술의 영향으로 말초신경이 장애를 입은 것이 원인이 되는 경우도 있습니다. 그 밖에, 복용하고 있는 약의 부작용이나 정신적인 원인 등으로 일어나는 경우도 있습니다. 다음 항은 병원에서 진찰을 받아야 하는 신경 쓰이는 증상에 관하여 설명합니다.

용어해설

임균(Neisseria gonorrhoeae)에 감염되는 것이 임병(淋病). 성행위나 성행위에 유사한 행위에 의해 감염되는 성감염증의 하나. 남성의 경우에는 요도에 감염되는 경우가 많다. **종양** 세포와 조직이 비정상적 증식을 하고 있는 것. 발육이 발생한 장소에서 얌전히 성장하는 양성 종양과 다른 곳으로 침윤하고 전이하는 악성 종양이 있다.

배뇨 트러블의 원인은 그 밖에도

배뇨 트러블 뒤에는 **심각한 질병이 숨어 있는 경우도**…

전립선 이외의 **비뇨기계가 원인**이 되는 것은

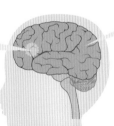

방광염

방광 결석

방광암

과활동 방광

방광 게실

요도염

뇌와 신경계의 질병이 원인이 되는 것은

뇌혈관 장애

치매

다계통 위축증

뇌 종양

파킨슨병

척수의 질병이 원인이 되는 것은

척수 손상

척수 종양

척수 변성 질환

척수 혈관 장애

이분 척추

당뇨병 등에 의한 신경 장애

조기 진찰을 명심하자

위화감이 있으면 비뇨기과에서 검사를!

배뇨와 관련하여 생활에 지장을 초래하는 경우는 물론, 신경 쓰이는 일이 있는 경우에는 한번 비뇨기과에서 진찰을 받아 봅시다.

하나하나의 증상이 가볍더라도 일상적으로 반복되는 경우에는 위중한 질병이 숨어 있지 않다는 것을 확인하는 의미에서도 중요합니다.

예를 들면, 소변을 자주 보는 '빈뇨'는 1일 8회 이상이 기준이 됩니다 (보통은 1일 5~6회).

취침 중에 2회 이상 요의를 일으키는 경우도 '야간 빈뇨'이므로 진찰을 받도록 합시다. '2회 정도야'라고 생각하기 쉽지만, 인체의 중요한 휴식인 수면의 질을 저하시키므로 무시할 수 없습니다. 또한, 자신은 괜찮다고 생각하고 있더라도 적절한 치료로 증상을 가볍게 하거나 제어하여 쾌적한 생활을 하게 되는 경우도 많습니다.

특히 소변이 축적된 느낌인데도 배뇨가 되지 않을 때는 곧바로 비뇨기과 전문의에게 진찰을 받읍시다.

이것은 '요폐'라고 하여 방광에 소변이 다량으로 쌓여 있는데도 배뇨할 수 없는 상태입니다. 음주나 약의 부작용이 계기가 되어 곧잘 일어납니다. 원인은 방광의 신경 장애나 전립선 비대증을 비롯한 요로 장애 등인데, 방치하면 신장에 해를 입힐 가능성이 있습니다.

또한, 30~50대 남성의 경우에는 정액에 혈액이 섞이는 경우가 있습니다. 이것은 '혈정액증'이라고 하여, 대부분이 원인 불명이고 방치해도 문제없지만, 드물게 전립선암 등이 원인인 경우가 있습니다. 병원에서 진찰하여 암이 아니라는 것을 확인하는 편이 좋을 것입니다.

이런 때에는 비뇨기과로

'빈뇨', **'배뇨 시의 위화감'**이
일상적으로 반복되고 있다면 **병원으로!**

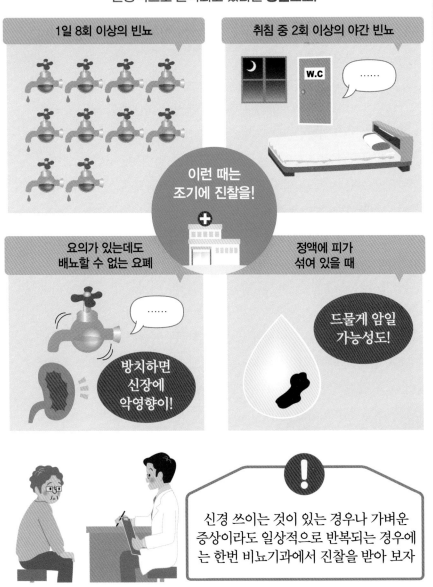

1일 8회 이상의 빈뇨

취침 중 2회 이상의 야간 빈뇨

W.C

……

이런 때는
조기에 진찰을!

요의가 있는데도
배뇨할 수 없는 요폐

정액에 피가
섞여 있을 때

……

방치하면
신장에
악영향이!

드물게 암일
가능성도!

신경 쓰이는 것이 있는 경우나 가벼운
증상이라도 일상적으로 반복되는 경우에
는 한번 비뇨기과에서 진찰을 받아 보자

정기적인 검진으로 조기 발견을!

배뇨에 트러블이 있는 경우 비뇨기과에서 진찰을 받는 편이 좋다는 것을 설명했는데, 특별히 전립선에 위화감이 없는 경우에도 정기적인 검진을 받을 필요가 있습니다.

그 첫 번째 이유는 전립선암의 경우에는 좀처럼 자각 증상이 나타나지 않는다는 것입니다. 전립선암이 진행되면 전립선 비대증의 배뇨 트러블과 비슷한 증상이 나타나는 경우도 있어서 잘 구분할 필요가 있습니다.

하지만 전립선암의 경우에는 전립선의 변연 영역*에 병변이 생기는 경우가 많으며, 암이 꽤 커지지 않으면 배뇨 트러블로 증상이 나타나는 경우는 별로 없습니다. 통증이 나타나는 경우도 거의 없습니다.

전립선암 발견에 큰 역할을 하고 있는 것이 PSA(전립선 특이 항원, Pros-tate-Specific Antigen) 검사입니다.

검사에서 PSA 수치가 높다고 반드시 전립선암이라고 할 수는 없지만(50페이지 참조), 비뇨기과에서 정밀 검사를 받게 됩니다.

또한, 전립선암은 50세 이상에 많이 나타나는 질병이지만, 그 이전부터 PSA 검사를 받아 두면 나이가 들어감에 따라 수치의 변화를 알 수 있어 더욱 발견하기 쉬워집니다. 기준치와 비교하여 PSA 수치가 높은 사람은 전립선암에 걸릴 확률이 높다고 생각되므로 수치 변화에 평소부터 주의하는 편이 좋다는 것을 알 수 있습니다. 전립선 비대증에서 전립선의 크기와 배뇨 장애 증상의 강도가 반드시 일치하는 것은 아니며, 배뇨 장애가 없어도 전립선이 비대해진 경우도 있습니다(74페이지 참조). 또한, 조기에 유효한 약도 개발되어 있어서 일찍 발견하는 것이 치료의 선택지를 늘린다는 의미에서도 유효합니다.

다음 항부터는 전립선 질환을 조사하는 검사에 관해 설명하겠습니다.

용어해설 변연영역(辺緣領域) 전립선의 3영역 중 외측에 있는 부분으로 중심영역과 이행영역을 감싸고 있다. 전립선암의 약 70%가 변연영역에서 발생한다고 간주되고 있다.

질병 조기 발견을 위해서 정기적으로 검진을

전립선 비대증과 전립선암은
자각 증상이 적어서 좀처럼 알아차리지 못하는 경우도

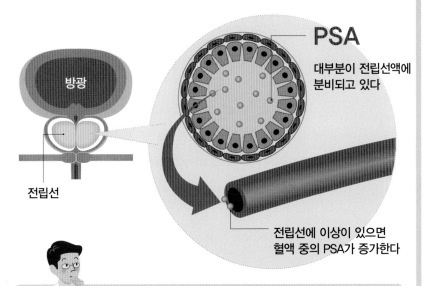

방광

전립선

PSA

대부분이 전립선액에
분비되고 있다

전립선에 이상이 있으면
혈액 중의 PSA가 증가한다

혈액 중에 PSA가 많으면…

· 전립선암 · 전립선 비대증 · 전립선염 등이 의심된다

[50세 이상의 남성은 건강 진단 중 혈액 검사 시에 옵션
으로 PSA 수치도 측정하면 좋다(별도 요금이 드는 경우
가 있다)]

검진을 받자

❶ 검진에서 의심 발생
이상이 없어도 몇 년 후에 다시 검사를 받아서 변화를 확인한다.

◢ 이상이 발견되면…

❷ 전립선 생검 등 정밀 검사를   ❸ 진단 확정

고령자의 야간 빈뇨·야간 다뇨는?

밤에 몇 번이나 화장실에 가기 위해 일어나게 되면 전립선 비대증이 걱정되기 마련입니다.

빈뇨는 확실히 전립선 비대증의 대표적 증상이며, 특히 취침 후에 요의를 일으키는 경우가 많이 있습니다. 자리에 든 후 아침에 일어날 때까지 2회 이상 요의로 잠을 깨는 경우 '야간 빈뇨'로 간주됩니다. 하지만 고령자의 경우에는 전립선에 의한 야간 빈뇨가 아닌 케이스도 있습니다.

이것은 배뇨 시간 및 양, 수분 섭취 시간 및 양을 기록하는 '배뇨일기(58페이지 참조)'를 기록하면 알 수 있는 것인데, 낮 동안에 비하여 야간에 배뇨 횟수가 증가하는 사람이 있습니다. 이것은 고령으로 인해 소변의 양을 관장하는 호르몬 분비가 변해서 야간에 많은 소변이 만들어지는 증상으로 '야간 다뇨'라고 합니다.

야간 다뇨는 고혈압이나 심장질환, 신기능 장애가 원인인 경우도 있으므로 이러한 질병이 숨어 있지 않은지 조사한 후에 치료를 받습니다.

또한, 자기 전에 수분을 지나치게 많이 섭취하여 야간 빈뇨나 야간 다뇨와 같은 증상이 나타나는 경우도 있습니다. 야간에 화장실에 자주 간다면 자신의 수분 섭취 방식을 한번 생각해보면 좋을 것입니다.

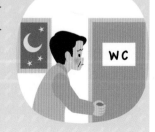

제2장

전립선 질환을
조사하는 검사

'전립선암'과 '전립선 비대증' 등 전립선 질환을 조사하기 위한 검사를 소개합니다. 검사에서 어떤 것이 행해지며, 무엇에 주의하면 좋은지 알아 둡시다.

우선 **문진**을 받는다

자신에게 일어나고 있는 일들을 정확히 전달한다

비뇨기과를 방문했을 때에 우선 행해지는 것은 문진입니다.

문진은 모든 진단의 기초가 되는 중요한 것입니다. 의사가 환자에게 현재 증상 외에도 다양한 것을 물어서 질병 가능성과 어떤 검사를 실시할지 결정하게 됩니다.

미리 증상 등을 정리해서 메모해 가면 좋을 것입니다.

의사가 반드시 묻는 질문은 증상이 시작된 시기와 그 후 어떤 경과를 보이고 있는지입니다. 또한, 현재 그 밖에 다른 치료 중인 질병이 있는지와 이제까지 걸렸던 질병 등에 관한 것도 진단에 중요한 정보가 됩니다.

복용 중인 약이 있는 경우에는 약수첩*을 참조하여 약 이름을 정확히 전달할 수 있도록 합니다. 이것은 약에 따라서는 배뇨 증상과 축뇨 증상을 일으키는 것도 있기 때문입니다.

가족이 걸렸던 병을 확인하는 경우도 있으므로 가능한 한 대답할 수 있도록 준비해 둡시다. 가족은 체질이 비슷하거나 공통된 생활습관을 가지고 있어서 같은 병에 걸릴 가능성이 높기 때문에 진단에 참고가 됩니다.

또한, 비뇨기과에서는 보통은 다른 사람에게 얘기하지 않는 사적인 것에 관한 질문을 받는 경우가 있습니다. 성생활 등에는 대답을 주저하게 될지 모르지만, 질병을 조사하기 위해 필요한 정보이므로 부끄러워하지 말고 의사의 질문에는 정확히 대답하는 것이 중요합니다.

다음 항에서는 배뇨 체크에 관해서 설명하겠습니다.

용어해설 **약수첩** 자신의 약에 관해서 언제, 어디서, 어떤 처방을 받았는지, 그리고 알레르기나 부작용 등에 관해서 기록하는 수첩. 함께 복용해도 되는 약과 약의 중복 체크에 도움이 된다.

진료는 문진부터 시작한다

문진에는 될 수 있는 한 정확히 대답하자

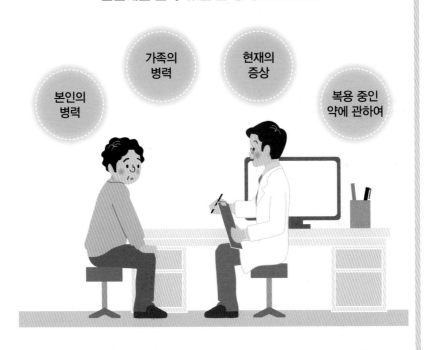

본인의
병력

가족의
병력

현재의
증상

복용 중인
약에 관하여

대답을 망설이게 되는 성생활도 중요한
정보. 정직하게 대답한다.

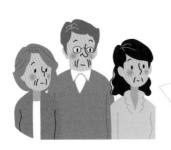

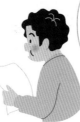

가족의
병력과 체질을
확실히 확인해 둔다

배뇨 상태를 체크한다

전립선 질병에 의한 증상 중에서도 배뇨 트러블은 생활의 질을 크게 좌우하는 것입니다. 하지만 트러블이 나타나는 방식은 사람에 따라 각기 다릅니다. 같은 증상이라도 신경 쓰는 사람과 신경 쓰지 않는 사람이 있듯이, 생활에 대한 영향은 그 사람이 어떻게 느끼는지와 그 사람의 라이프 스타일에 따라 다릅니다. 그래서 배뇨 트러블을 객관적으로 평가하는 방법으로 국제 전립선 증상 점수(IPSS), 생활의 질을 평가하는 방법으로 QOL 점수가 사용됩니다.

IPSS 점수는 과거 1개월간의 배뇨 상태에 대하여 "과거 1개월 사이에 소변을 본 후에 아직 소변이 남아 있는 느낌이 있었습니까?" 등 7개의 질문을 하고, 5단계로 대답하도록 하는 것입니다. 이 수치를 합계한 값이 대략 0~7이면 경증(輕症), 8~19면 중등증(中等症), 20~이면 중증(重症)이라고 판단할 수 있습니다. 단, 합계 점수가 낮아도 1개 항목이 높은 수치, 즉 증상이 빈번히 나타나는 경우에는 중증이라고 생각할 수 있습니다. 또한, 배뇨 트러블의 경우에는 본인이 어떻게 느끼고 있는지, 생활에 불편이 없는지가 중요하기 때문에 QOL 점수로 증상을 어떻게 느끼는지도 점수화하여 IPSS 점수와 함께 종합적으로 진단해 갑니다.

IPSS 점수와 QOL 점수는 전립선 비대증이 의심될 때에는 반드시 사용되는 검사입니다. 치료 중에도 치료 효과를 확인하기 위해 이용되는 경우도 많습니다. 단, IPSS 점수는 수치가 높다고 전립선 비대증이라고 할 수 있는 것은 아닙니다. 배뇨 트러블은 다른 질병이 원인으로 일어나는 경우도 있기 때문입니다(30페이지 참조).

진단을 확정하는 데는 다른 검사도 필요합니다. 다음 항부터 그 밖의 검사를 소개합니다.

국제 전립선 증상 점수(IPSS)와 QOL 점수

최근 1개월간 배뇨에 관하여	없다	5회에 1회 미만	2회에 1회 미만	2회에 1회 정도	2회에 1회 이상	거의 언제나
최근 1개월 사이에 소변을 본 후에 소변이 남아 있는 느낌이 있었습니까?	0	1	2	3	4	5
최근 1개월 사이에 소변을 보고 나서 2시간 이내에 다시 한번 소변을 보지 않으면 안 되었던 적이 있었습니까?	0	1	2	3	4	5
최근 1개월 사이에 소변을 보고 있는 동안에 소변이 몇 번이나 끊어진 적이 있었습니까?	0	1	2	3	4	5
최근 1개월 사이에 소변을 참는 것이 어려웠던 적이 있었습니까?	0	1	2	3	4	5
최근 1개월 사이에 소변 줄기가 약했던 적이 있었습니까?	0	1	2	3	4	5
최근 1개월 사이에 소변을 보기 위해 배에 힘을 준 적이 있었습니까?	0	1	2	3	4	5
최근 1개월 사이에 밤에 잠자리에 들어 아침에 일어날 때까지 소변을 보기 위해서 몇 번 일어났습니까?	0회	1회	2회	3회	4회	5회 이상
	0	1	2	3	4	5

위의 7개 항목의 점수 합계　　　점

[IPSS 점수] 0~7점…경증　　8~19점…중등증　　20~35점…중증

	매우 만족	만족	대체로 만족	어느 쪽도 아니다	약간 불만	싫다	매우 싫다
현재의 소변 상태가 이대로 변치 않고 계속된다면 어떻습니까?	0	1	2	3	4	5	6

[QOL 점수] 0, 1점…경증　　2~4점…중등증　　5, 6점…중증

일본비뇨기과학회편 남성 하부 요로 증상 · '전립선 비대증 진료 가이드라인'에서 수정 인용

비뇨기과에서 하는 **기본 검사**

전립선 상태를 직접 조사하는 '직장진(直腸診)'

전립선 검사에서 자주 시행되는 매우 중요한 것이 직장에 손을 넣어 전립선을 만져서 상태를 직접 조사하는 '직장진'입니다.

직장은 항문 바로 위의 부분입니다. 전립선은 뒤쪽이 직장과 닿아 있는 위치에 있으므로 항문에 손가락을 넣으면 직장 너머로 만질 수 있습니다.

예를 들면, 정상적인 전립선의 크기는 밤알 정도이지만, 전립선 비대증이 있으면 비대해져 있는 것을 확인할 수 있습니다.

단단함도 전립선 비대증이 있는 경우에는 정상적인 상태보다 탄력 없이 딱딱해지며, 전립선암의 경우에는 돌이나 뼈같이 단단하게 되는 경우도 있습니다. 또한, 모양이나 표면 상태도 좌우대칭이 어긋나 있거나 요철이 생기는 등 이상이 나타납니다.

직장진을 받을 때는 하복부를 노출하고 옆으로 누워 무릎을 끌어안는 '측와위'와 위를 보고 누워 양무릎을 손으로 끌어안는 '앙와위' 등의 자세를 취합니다.

의사는 얇은 장갑을 착용하고 윤활제를 바르고 손가락을 삽입하므로 통증을 걱정할 필요는 없습니다. 항문 괄약근을 느슨하게 하는 편이 삽입하기 쉬우므로 될 수 있는 한 힘을 빼고 배변 시와 같이 부담없이 검사 받도록 합시다.

숙련된 의사는 손가락에 의한 촉진으로 상당한 정보를 얻어 전립선 비대증인지 전립선암인지 감별하는 데 도움이 됩니다. 단, 직장진에서는 작은 암이나 안쪽 깊은 위치의 암 등을 발견하는 것은 곤란합니다.

다음 항에서는 소변과 요로의 상태를 알기 위한 소변 검사에 관하여 자세히 설명합니다.

전립선 상태를 손가락으로 조사하는 '직장진'

심리적인 부담은 있지만, 숙련된 의사가 직장진을 하면
정확하게 전립선의 상태를 진단할 수 있다

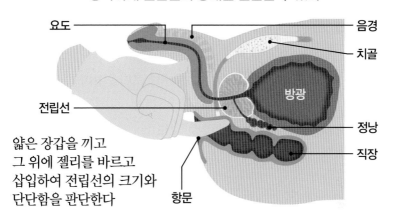

얇은 장갑을 끼고
그 위에 젤리를 바르고
삽입하여 전립선의 크기와
단단함을 판단한다

	정상	전립선 비대증	전립선암
직장진 초견	중심구	커다란 경우에는 중심구가 소실	
크기	밤알 크기	종대 (腫大)	밤알 크기 ~ 종대 (腫大)
모양	좌우 균일	좌우 균일 ~ 좌우 불균일	좌우 균일 ~ 좌우 불균일
표면	평활	평활	요철
딱딱함	탄성 (부드러움 ~ 단단함)	탄성 (단단함)	돌 · 뼈와 같은 경도
압통	없음	없음	없음

직장진을 받는 경우의 **환자 체위**

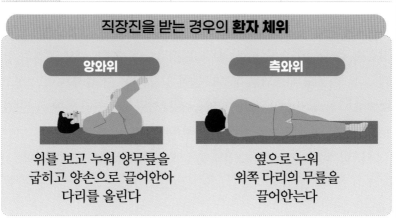

양와위

위를 보고 누워 양무릎을
굽히고 양손으로 끌어안아
다리를 올린다

측와위

옆으로 누워
위쪽 다리의 무릎을
끌어안는다

소변 속 성분을 조사하는 '소변 검사'

전립선 질환이 의심될 때에는 소변 검사도 시행됩니다. 이것은 소변을 채취하여 그 성분을 조사하는 것입니다.

배뇨 트러블은 방광염이나 당뇨병 등 전립선 이외의 질병으로부터 일어나는 경우도 있습니다. 또한, 전립선 비대증으로 인해 방광이나 요도 등에 합병증이 일어나는 경우도 있습니다.

소변 검사에 의해 신장과 요관, 방광, 요도 등 전립선 주변 장기와 기관에 이상이 없는지 조사할 수 있습니다.

정확한 검사 결과를 얻기 위하여 병원으로부터 사전에 통보받는 주의사항을 반드시 지킵시다. 일반적으로 검사 전날 알코올이나 비타민제 섭취, 밤 9시 이후의 식사는 하지 않도록 합니다. 청결하게 하기 위해서 전날 밤에 목욕을 하고, 성행위 등은 피하는 편이 좋을 것입니다.

채뇨 시에는 처음 나오기 시작한 소변이 아니라 중간 소변(중간뇨)을 채뇨 컵에 담도록 합니다.

채뇨 후에는 우선 눈으로 소변의 색과 혈뇨·농 등의 유무가 확인됩니다(육안 검사). 다음에 현미경으로 적혈구와 백혈구, 단백질, 암세포, 세균 감염 유무 등을 확인합니다(현미경 검사).

필요에 따라서, 원심분리기로 소변 속 성분을 분리·침전시켜서 현미경으로 검사하는 '요침사(尿沈渣)'도 시행됩니다. 또한, 소변 검사와 함께 '요류 측정'도 시행되는 경우가 많이 있습니다. 이 검사는 어느 정도 소변이 쌓여 있지 않으면 할 수 없습니다. 화장실에 가기 전에 그 날 받는 소변 검사에 관하여 확인해 두면 좋을 것입니다.

다음 항에서는 요류 측정, 잔뇨 측정에 관하여 자세히 설명합니다.

소변 검사

소변 검사 전의 주의점

검사 전에는 삼가자

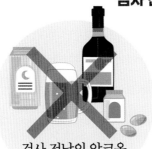

검사 전날의 알코올,
비타민제는 금지

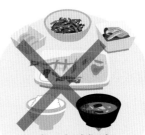

밤 9시 이후의
식사

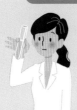

목욕하여
청결하게 해 둡시다

소변 속 성분을 검사한다

눈으로 검사

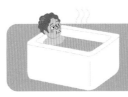

- 소변의 색
- 혈뇨
- 농
  등의 유무

현미경 검사

- 적혈구
- 백혈구
- 단백질
- 암세포
- 세균 감염
  등의 유무

요침사(尿沈査)

배뇨 상태를 조사하는 '요류 측정'과 '잔뇨 측정'

배뇨 상태를 객관적으로 자세히 조사하기 위한 검사가 요류(尿流) 측정과 잔뇨 측정입니다.

요류 검사는 소변이 배설될 때의 세기를 측정하는 검사입니다. 방광에 소변이 충분히 쌓인 상태에서 측정 장치가 부착된 변기에 배뇨하여 측정합니다. 결과는 '요류 곡선'이라는 그래프로 볼 수 있으며, 1초당 배뇨량과 최대 요류율, 배뇨 시간 등을 알 수 있습니다. 건강한 남성의 경우에는 1회에 250~400mL의 소변을 10~30초에 배설하며, 최대 요류율이 20~30mL/초가 됩니다. 그런데 전립선 비대증 등으로 배뇨에 장애가 있는 경우 시간이 오래 걸리며, 최대 요류율도 낮고, 소변 줄기에 힘이 없는 것을 알 수 있습니다.

기준은 1초당 배뇨량이 15mL 이하는 경증, 10mL 이하면 중등증, 5mL 이하가 중증입니다. 또한, 정확한 요류 검사를 위해서는 150mL 이상의 배뇨가 필요합니다. 검사 전 화장실 가는 것을 가급적 참는 게 좋습니다. 배뇨한 직후에도 소변은 어느 정도 방광 안에 남습니다. 하지만 전립선 비대증 등의 경우에는 소변의 잔량이 보통의 경우보다도 많아져 개운한 느낌이 없고 잔뇨감이 강해집니다.

이것을 객관적으로 검사하는 것이 잔뇨 측정입니다. 잔뇨량이 15mL 이하가 정상이고 50mL이면 이상이 있다고 봅니다. 방광 상태를 조사하는 검사에는 카테터를 사용한 검사가 있는데, 이것은 정확하지만 통증이 있거나 환자에게 부담을 주기 때문에 비교적 부담이 적은 초음파 검사로 방광 상태를 조사합니다. 또한, 초음파 검사는 전립선과 방광의 상태를 영상으로 확인하기 위해서 사용됩니다. 배에 초음파를 내는 프로브라는 기기를 대어 촬영하는 '경복(經腹) 초음파 검사' 등이 있습니다. 다음 항에서는 혈액 검사에 관해서 설명합니다.

'요류 측정'과 '잔뇨 측정'

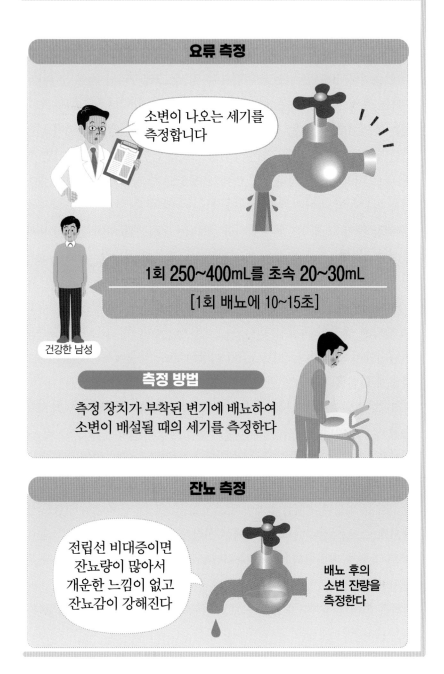

요류 측정

소변이 나오는 세기를 측정합니다

1회 250~400mL를 초속 20~30mL

[1회 배뇨에 10~15초]

건강한 남성

측정 방법

측정 장치가 부착된 변기에 배뇨하여
소변이 배설될 때의 세기를 측정한다

잔뇨 측정

전립선 비대증이면
잔뇨량이 많아서
개운한 느낌이 없고
잔뇨감이 강해진다

배뇨 후의
소변 잔량을
측정한다

혈액을 채취해서 시행하는 'PSA 측정'과 '크레아티닌 측정'

혈액을 채취하여 성분을 검사함으로써 전립선 질환에 대해 조사할 수 있습니다. 'PSA(전립선 특이 항원) 측정'과 '크레아티닌 측정'입니다.

PSA 측정이란 혈액 중에 PSA가 어느 정도 포함되어 있는지를 조사하는 것입니다. PSA는 전립선에서 분비되며, 전립선액의 성분이 되는 당단백질의 일종입니다. 암이나 염증으로 전립선 조직이 파괴되면 혈관 내로 대량 유출됩니다. 즉, 혈액 중에 PSA가 많으면 전립선에 암이 있을 가능성이 높아지는 것입니다. PSA는 암의 유무나 세력을 추정하기 위한 종양 표지자의 하나입니다. PSA는 전립선암 외에 전립선 비대증이나 전립선 염증의 경우에도 혈액 속으로 방출됩니다. PSA는 전립선 질병을 발견하는 데 매우 도움이 되는 검사인 것입니다.

PSA 값이 4.0ng/ml 이하면 정상, 4.1~10.0ng/ml이면 경도 상승으로 전립선 질환이 의심됩니다. 10.1~20.0ng/ml라면 중등도 상승으로 전립선암이 의심되며, 20.1ng/ml 이상의 고도 상승에서는 전립선암이 강하게 의심됩니다.

크레아티닌 측정은 근육 대사에 동반하여 생산되는 크레아티닌의 양을 측정하는 것입니다. 크레아티닌은 건강한 남성의 경우에는 0.61~1.04 mg/dL 정도가 포함되어 있는데, 신기능 저하 등에 의해 혈액 속에서 증가합니다. 전립선 비대나 다량의 잔뇨가 신기능 장애로부터 일어나고 있는 경우도 있습니다. 단, 크레아티닌의 혈중 농도는 근육량의 영향도 받으므로 스포츠 선수 등의 경우에는 신장에 문제가 없어도 수치가 높아지는 경우가 있습니다. 실제로는 PSA 수치도 단순히 높다, 낮다로 판단할 수 없으므로 주의가 필요합니다.

다음 항에서 정확하게 수치를 보고 판단하는 법에 관해 다루겠습니다.

혈액 검사로 전립선 질환을 발견한다

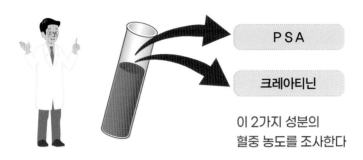

PSA

크레아티닌

이 2가지 성분의
혈중 농도를 조사한다

PSA 측정

정상

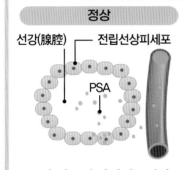

선강(腺腔)　전립선상피세포

PSA

보통의 경우에 상피세포에서
생산된 PSA는 선강 내로 방출되며,
혈중으로 새어나오는 PSA는
아주 적다

암 등 질환이 있을 때

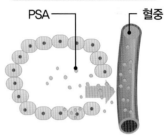

PSA　혈중

전립선암 등에 의해 전립선과
혈관 조직이 파괴되면
PSA가 혈관 안으로
새어나온다

 PSA 농도가 올라가고 있으면 전립선 질병이 의심된다

크레아티닌 측정

신기능 저하

신기능이 저하되면
크레아티닌 수치가 증가한다

PSA 수치를 정확히 보고 판단하는 법

PSA 검사는 팔에서 혈액을 채취하고 성분을 검출하여 시행합니다. 전립선암이 의심되는지 여부를 간단히 조사할 수 있습니다.

건강진단 검사 항목에 들어 있는 경우도 있고, 비용도 비교적 들지 않기 때문에 많은 사람이 진료받고 있으며, 전립선암 조기 발견에 도움이 되고 있습니다.

단, PSA 검사에는 몇 가지 주의점이 있습니다.

우선, 검사에서 PSA 수치가 높게 나왔다고 해도 그 단계에서 반드시 전립선암이라고는 할 수 없다는 것입니다.

PSA 수치는 나이가 들어감에 따라 건강한 사람도 조금씩 상승합니다. 이것은 전립선이 조금씩 비대해져 가기 때문입니다.

또한, 전립선 비대증이나 전립선염 등 다른 전립선 질병이나 요폐(尿閉)(32페이지 참조)에서도 PSA 수치가 높아지는 경우가 있습니다. 직장진(42페이지 참조) 후에도 수치가 높게 나오는 경우가 있습니다.

거꾸로 PSA 검사에서 이상이 없어도 전립선암인 경우도 있습니다.

또 전립선 비대증 약물치료 중에는 PSA 수치가 낮아지는 경우가 있습니다. 즉, PSA 검사는 전립선암을 발견하기 위해 매우 유효한 검사이지만, 수치와 전립선암이 반드시 결부되는 것은 아님을 생각할 필요가 있습니다.

그러면, PSA 검사는 어떻게 받으면 좋을까요?

일반적으로 50세가 지나면 가족 등에 전립선암에 걸린 사람이 있는 경우에는 40대부터 PSA 검사를 받도록 합니다. 거기서 수치가 낮으면 2~3년에 한 번, 조금 높으면 1년에 한 번은 받도록 합니다.

다음 항에서는 요로 폐색 검사에 관하여 설명합니다.

〈PSA 검사〉의 여러가지 역할

① 스크리닝

4~10ng/mL	약 25~35%의 사람에게서 전립선암이 발견된다
	근치할 수 있는 가능성이 높다

② 암 진행도 추정

20ng/mL 초과	많은 경우에는 국소 진행 암이다
100ng/mL 초과	많은 경우에는 원격 전이가 있다

③ 치료 효과 판정

근치를 판정하기 위해서 수술 후에는 0ng/mL에 가까워지는 것이 바람직하다.
또한, 방사선 치료 후에는 1ng/mL 이하로 낮아지는 것이 바람직하다.

진행 암에 대한 호르몬 치료의 경우, 최저치가 낮아질수록 재발까지의 기간은 연장된다

④ 재발 진단

최저치였다가 갑자기 상승했을 때

수술 후에는 0.2ng/mL 이상,
방사선 치료 후에는 최저치 플러스 2ng/mL 이상을 재발이라고 한다

⑤ 예후 예측

진단 시의 PSA 수치가 높을수록 예후는 좋지 않다. 50ng/mL 이상의 경우 근치 가능성은 낮다

전립선 비대증이 의심될 때 하는 검사

요로 폐색(尿路閉塞) 정도를 조사하는 검사

전립선 비대증이 의심되는 경우 필요에 따라 '요류 동태 검사(유로다이나믹 검사)', '방광 요도 내시경 검사'를 하는 경우가 있습니다. 실제로 받는 환자는 그다지 많지는 않은데, 요로의 폐색 정도를 조사하는 것입니다.

요류 동태 검사는 축뇨 시와 배뇨 시의 방광 모양과 요도의 기능을 측정하여 기록하는 검사입니다. 이것에 의하여 어디에 장애가 있어서 배뇨 트러블이 일어나고 있는지 더 자세히 알 수 있습니다.

구체적으로는 '방광 내압 측정'으로 방광의 축뇨 기능, '요도 괄약근 근전도'로 요도 괄약근(20페이지 참조)의 활동, '요도 내압 측정'으로 축뇨 시 요도의 조이는 정도, '내압 요류 검사'로 배뇨할 때의 배뇨근 수축과 전립선부 요도의 폐색 상태, 잔뇨량 측정(46페이지 참조) 등을 동시에 측정하여 배뇨 상태를 정확히 조사합니다.

방광 요도 내시경 검사는 요도에 내시경을 넣어 요도와 방광 안을 관찰하는 검사입니다.

검사에 사용되는 내시경은 직경 6mm, 길이 30cm 정도의 봉 모양입니다. 최근에는 더욱 부드러운 섬유제 내시경도 사용됩니다.

검사 시에는 관찰하기 쉽도록 방광을 생리식염수*로 가득 채웁니다.

국소마취를 하고 윤활제도 사용하지만, 남성의 요도는 길기 때문에 가벼운 통증을 느끼는 사람도 있습니다. 내시경으로 관찰한 영상은 촬영도 할 수 있습니다. 요도 안을 직접 봄으로써 요도 폐색 상황 등을 정확히 파악할 수 있습니다.

다음 항부터는 전립선암이 의심될 때 하는 검사를 설명합니다.

 용어해설 생리식염수 농도 0.9%의 염화나트륨 용액을 말함. 인체의 체액과 거의 같은 삼투압이 되어 방광 등에 주입해도 거의 흡수되지 않기 때문에 검사나 수술에서 사용된다.

전립선 비대증에 이용되는 경우가 있는 검사

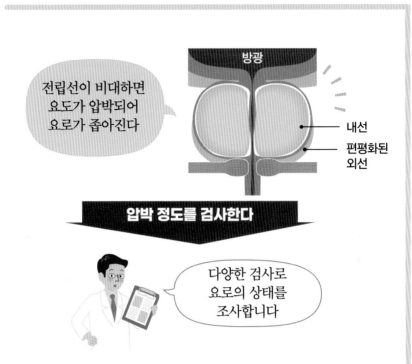

방광

전립선이 비대하면
요도가 압박되어
요로가 좁아진다

내선

편평화된
외선

압박 정도를 검사한다

다양한 검사로
요로의 상태를
조사합니다

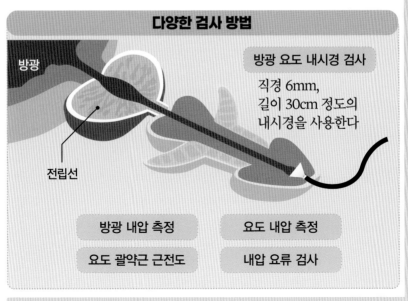

다양한 검사 방법

방광

방광 요도 내시경 검사

직경 6mm,
길이 30cm 정도의
내시경을 사용한다

전립선

방광 내압 측정	요도 내압 측정
요도 괄약근 근전도	내압 요류 검사

전립선암이 의심될 때 하는 검사

암세포 유무를 조사하는 전립선 생검

 PSA 검사에서 수치가 높거나 직장진에서 전립선 모양이 이상하고 딱딱하는 등 전립선암이 의심될 때에는 암세포 유무를 조사하는 '전립선 생검'으로 암인지 여부를 확정합니다.

 전립선 생검은 전립선에 침을 꽂아 세포를 채취하여 현미경으로 관찰합니다. 침은 직장에 꽂는 경우와 회음부 피부에 꽂는 경우가 있습니다.

 두 경우 모두 프로브(probe)라고 하는 초음파를 발사하는 기기를 직장에 넣고 모니터의 초음파 영상으로 전립선을 보면서 시행합니다(경직장 초음파 검사). 프로브는 직장용으로 가늘며, 자동 생검 장치가 부착되어 있어 이것이 전립선에 침을 꽂습니다. 침을 꽂는 것은 변연 영역을 중심으로 12~14곳입니다.

 PSA 수치가 경(輕)상승도인 경우 암이 있어도 작기 때문에 생검에서 암세포가 발견되지 않는 경우도 있으므로, 악성이 의심되는 요소가 있으면 2~3회 생검을 시행합니다. 3회 생검으로 98%의 암이 발견된다고 간주되고 있습니다. 전립선 생검 시에는 국소마취를 시행합니다. 검사 후에 직장 출혈과 혈뇨가 발생하는 경우가 있으므로 보통은 생검 당일은 입원하고 다음 날 퇴원하게 됩니다.

 최근에는 PSA 수치의 상승과 직장진 등에서 전립선암이 의심되면 생검 전에 MRI(56페이지 참조)를 시행하는 경우가 많습니다. MRI로 암이 의심되는 부위가 있으면 통상적 검사에서 하는 12곳 외에 그 부위의 생검도 함으로써 더욱 정밀하게 조사합니다.

 또한, 경직장 초음파 검사는 전립선 비대증이 의심될 때 사용되는 경우도 있습니다. 경복(經腹) 초음파 검사(46페이지 참조)보다 관찰하기 용이합니다. 다음은 암 상태를 조사하는 검사에 대해 다루겠습니다.

암을 높은 확률로 발견할 수 있는 전립선 생검

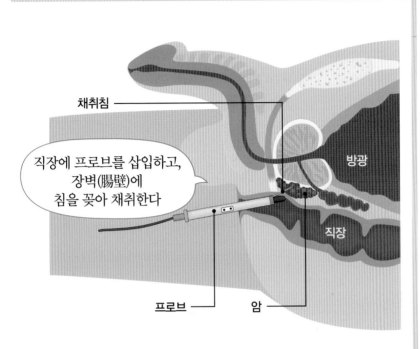

채취침

직장에 프로브를 삽입하고, 장벽(腸壁)에 침을 꽂아 채취한다

방광

직장

프로브 암

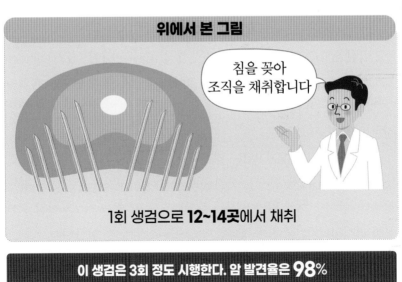

위에서 본 그림

침을 꽂아 조직을 채취합니다

1회 생검으로 **12~14곳**에서 채취

이 생검은 3회 정도 시행한다. 암 발견율은 98%

암의 상황과 전이를 조사한다

암 상태를 알기 위해서 암의 진행도를 자세히 조사하는 검사를 시행합니다. 전립선암은 일반적으로 진행이 완만하여 약 30%는 특별한 치료 없이 관찰되는 경우도 있습니다. 하지만 반대로 진행이 빠르거나 뼈 등에 전이되는 케이스도 적지 않습니다. 전립선암 진단이 확정된 후에는 암의 스테이지, 악성도, 환자의 연령과 라이프 스타일도 함께 고려해 치료법을 검토합니다. 암의 상태를 파악하는 것이 중요합니다.

우선 사용되는 것이 'MRI(Magnetic Resonance Imaging, 자기공명영상법)'입니다. MRI는 통 모양의 기기 속에 들어가 몸에 전자파를 쏘아 내부의 영상을 얻는 검사입니다. 체내에 있는 수분이 공명하는 것을 이용하여 촬영하므로 전립선 같은 장기의 촬영에 적합합니다. 다양한 각도와 단면의 영상을 얻을 수 있으며, 모양과 크기 등을 잘 관찰할 수 있기 때문에 전립선암이 의심되는 단계에서 암 발견 및 생검 장소 결정에 도움이 됩니다. 또한, 골반 내 전체를 촬영하여 암이 정낭이나 방광 등 다른 장기를 침범하고 있는지 여부도 확인할 수 있습니다.

전립선암의 스테이지를 알기 위해서 사용되는 것이 CT(Computed Tomography, 컴퓨터 단층법)입니다. X선을 쏘아서 몸의 단면을 촬영하는 검사로, 주로 암이 림프절*이나 폐·간 등에 전이되었는지 여부를 조사하는 데 사용합니다.

PSA 수치가 10~20을 넘는 경우에는 골 전이의 가능성이 있으므로 '신티그래피'를 시행합니다. 이것은 방사성 동위원소를 주사하여 촬영합니다. 암이 전이된 뼈가 방사성 동위원소를 많이 흡수하는 성질을 이용한 검사입니다. 골 전이 상태를 영상으로 확인할 수 있습니다.

다음 장에서는 '전립선 비대증' 치료에 관해서 설명하겠습니다.

 용어해설 림프절 림프관 군데군데에 있는 결절 모양 부분. 림프액 노폐물을 여과하는 기능을 하고 있으며, 암세포가 혈액에 들어가는 것을 어느 정도 막고 있다.

영상 검사로 자세히 조사한다

암이 어떤 상태인지 확인하여
치료 방침을 결정하는 판단 기준의 하나로 삼습니다

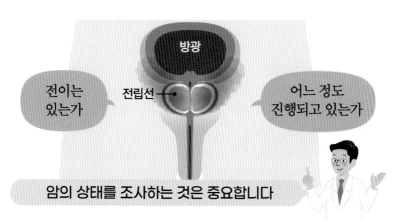

전이는
있는가

전립선→

방광

어느 정도
진행되고 있는가

암의 상태를 조사하는 것은 중요합니다

주요 전립선암 검사

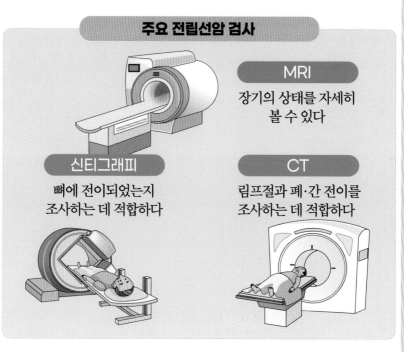

MRI

장기의 상태를 자세히
볼 수 있다

신티그래피

뼈에 전이되었는지
조사하는 데 적합하다

CT

림프절과 폐·간 전이를
조사하는 데 적합하다

빈뇨의 원인 규명에 도움 되는 '배뇨 일기'

'화장실에 자주 간다(빈뇨)', '밤에 몇 번이나 화장실에 가기 위해 잠이 깬다(야간 빈뇨)' 등의 배뇨 트러블이 있는 사람은 '배뇨 일기'를 기록해 보는 것이 좋을 것입니다.

배뇨 일기란 배뇨 시간과 요량, 요의를 전부 기록하는 것입니다. 더불어 수분 섭취 시간과 양, 그리고 요실금 등 배뇨 트러블이 있는 경우에도 기록합니다. 이것을 가지고 자신의 1일 수분 섭취와 배뇨 패턴을 알 수 있습니다. 배뇨 일기를 기록함으로써 빈뇨의 원인이 수분 섭취 습관에 있다는 것을 알 수 있는 케이스도 있으며, 야간 빈뇨를 경감할 수 있는 경우도 있습니다.

배뇨 일기의 예

5 월 10 일

6 시부터 다음 날 6 시까지(24시간분을 기입)

기상시각 <u>오전</u>·오후 <u>6</u>시 <u>30</u>분
취침시각 오전·<u>오후</u> <u>10</u>시 <u>30</u>분

	시각	요의	배뇨량	요실금 등 배뇨 트러블	수분 섭취량
1	6시 30분	○	230		우유 200
2	7시 20분	×	50		차 140
3	9시 30분	○	180		
4	10시 30분	○	150		홍차 140
5	12시 30분	○	200		차 140
6	13시 30분	△	100		
7	14시 30분	●	80	○ 귀가 시 현관에서	
8	15시 30분				커피 180
9	17시 30분	○	200		물 140
10	19시 30분				맥주 350
11	19시 00분	○	180		차 140
12	20시 10분				차 140
13	22시 00분	○	100		물 180
14	2시 10분	◎	160		
15	4시 50분	●	120	△화장실 도착 시까지 참지 못하고	
1일 합계		12회	1750mL	2회	1770mL

기입법 예 요의: 강함◎, 보통○, 약함△, 없음×, 요의 절박감●
요실금: 다량◎, 소량○, 미량△

다음 날 기상 시각 <u>오전</u>·오후 <u>6</u>시 <u>30</u>분

제3장

전립선 비대증의
발병과 치료법

'전립선 비대증'의 메커니즘과 증상, 치료법은 어떤 것일까요?
병원에서 치료를 받을 때 도움되는 정보를 소개합니다.

전립선 비대증이란

중노년 남성의 소변 트러블 중 많은 것은 전립선 비대증

전립선에 생기는 질병 중에서 가장 환자 수가 많은 것은 전립선 비대증입니다. 예전부터 드문 병이 아니었습니다.

중년기 이후 남성의 소변 트러블 원인 중 많은 것은 이 전립선 비대증에서 오는 것입니다.

전립선 비대증이란 전립선이 커지는 = 비대해지는 질병입니다. 비대해지는 것은 전립선의 중심부에 가까운 요도 주변의 이행 영역입니다.

이행 영역이 비대해져서 문제가 되는 것은 이행 영역이 요도를 둘러싸듯이 자리하고 있기 때문입니다. 이 부분이 비대해지면 요도가 압박되고 좁아져서 소변이 잘 나오지 않고, 잔뇨감, 빈뇨, 요폐 등 다양한 소변 트러블이 일어납니다. 생활의 질에도 영향이 있습니다.

곤란하게도 전립선은 나이와 함께 조금씩 비대해지는 경우가 많기 때문입니다. 전립선 비대는 50~60대에서 약 50%, 80대에서는 80%의 사람에게 확인됩니다.

단, 전립선이 커진다고 해서 반드시 전립선 비대증인 것은 아닙니다.

전립선 비대증은 전립선 비대에 더하여 소변 트러블(하부요로증상, 28페이지 참조)과 하부 요로 폐색 증상이 나타났을 때 이 병명이 붙습니다.

하지만 나이와 함께 발병하기 쉬워진다는 질병 특성상 65세 이상 인구가 전인구의 25%를 넘으려고 하는 초고령화 사회 일본에서는 앞으로 점점 증가할 것이 예상되고 있습니다.

그렇다면, 왜 연령 증가에 따라 전립선이 비대해지는 것일까요?

다음 항에서 자세히 해설합니다.

전립선 비대증의 특징

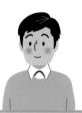 전립선은 나이와 함께 비대해져 가는 경우가 많다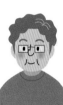

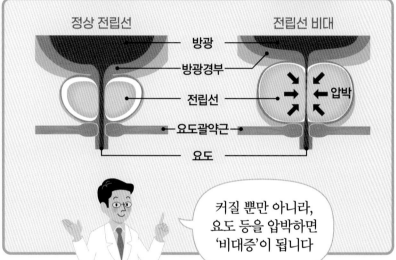

정상 전립선 / 전립선 비대

방광
방광경부
전립선 / 압박
요도괄약근
요도

커질 뿐만 아니라, 요도 등을 압박하면 '비대증'이 됩니다

50~60대 사람의 약 50%는 전립선이 비대해져 있다

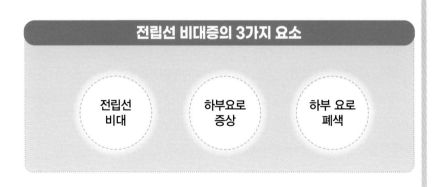

전립선 비대증의 3가지 요소

전립선 비대

하부요로 증상

하부 요로 폐색

왜 나이가 들어감에 따라 비대해지는가

전립선 비대증은 전립선이 비대해짐으로써 다양한 문제가 발생하는 질병입니다. 전립선이 비대해지는 원인에 관해서는 정확한 것은 알려져 있지 않습니다. 단, 크게 영향을 미치는 것으로 거론되는 것이 나이입니다. 나이가 들어감에 따라 주로 전립선 이행 영역의 세포가 증식하여 비대해집니다. 그런 의미에서는 전립선이 비대해지는 것은 노화 현상의 하나라고도 할 수 있습니다. 하지만 나이가 들면 누구나 전립선이 비대해지는 것은 아닙니다. 그중에는 나이 증가에 따라 전립선이 작아지는 사람도 있습니다. 이 차이는 어디에 있는 것일까요?

성호르몬의 영향과 유전, 식생활 등 몇 가지 요인이 있다고 간주되고 있습니다. 전립선은 남성호르몬인 테스토스테론의 영향을 받고 있습니다. 테스토스테론은 사춘기에 정소가 성숙해짐과 함께 분비가 증가합니다. 하지만 연령 증가와 함께 이 분비가 감소하여 여성호르몬과의 균형이 무너지는 가운데 전립선이 비대해지는 것입니다.

유전에 대해서는 자세히 해명되어 있지 않지만, 아버지가 전립선 비대증 수술을 받은 사람은 그렇지 않은 사람에 비해 3.5배, 형제인 경우에는 6.1배 전립선 비대증 리스크가 높다는 것이 알려져 있습니다.

식생활의 영향도 지적되고 있습니다. 콩과 야채, 곡물에 많이 포함되는 이소플라보노이드와 리그난은 여성호르몬인 에스트로겐*과 비슷한 작용을 하며 전립선 비대증을 억제하는 것으로 알려져 있습니다.

또한, 비만과 고혈압, 고혈당, 지질이상증일 때에는 혈액 중에 인슐린이 과잉 상태인 고(高)인슐린혈증에 걸리는 경우가 많고, 그 때문에 교감신경이 자극되어 전립선 비대증에 걸리기 쉬워집니다.

대사증후군도 전립선 비대와 관련이 있다고 간주되고 있습니다.

 용어해설 **에스트로겐** 성호르몬의 일종. 주로 난소에서 분비되며, 성기능과 몸매 등 소위 여성다움을 유지하기 위해 기능한다. 남성호르몬 분비를 억제하는 작용도 있다.

전립선이 비대해지는 요인은?

사춘기에 증대하는 남성호르몬 '테스토스테론'이 열쇠가 된다

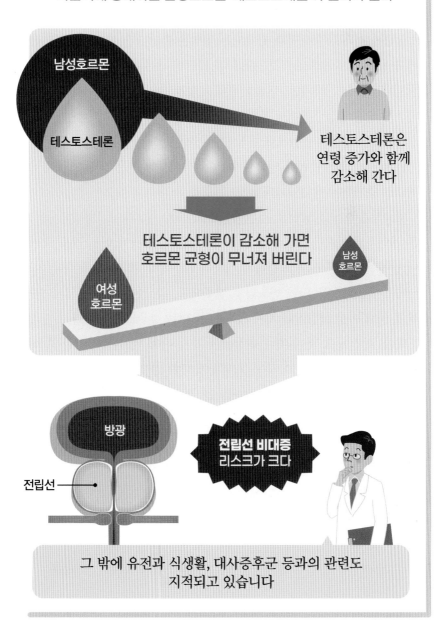

남성호르몬

테스토스테론

테스토스테론은 연령 증가와 함께 감소해 간다

테스토스테론이 감소해 가면 호르몬 균형이 무너져 버린다

여성 호르몬

남성 호르몬

방광

전립선

전립선 비대증 리스크가 크다

그 밖에 유전과 식생활, 대사증후군 등과의 관련도 지적되고 있습니다

전립선 비대증의 **증상은**

'빈뇨'는 대표적 증상

　전립선 비대증은 생명과 관계되는 질병은 아닙니다. 연령 증가와 함께 전립선이 비대해지는 것은 드물지 않으며, 노화 현상의 하나라고도 할 수 있습니다. 하지만 비대의 진행과 함께 다양한 배뇨 트러블이 나타나게 되면 일상생활에서 불편과 심리적 스트레스를 느끼게 됩니다.

　전립선 비대증의 증상으로 가장 많은 것이 '빈뇨'입니다.

　빈뇨란 요의를 빈번히 일으키게 되어 화장실에 가는 횟수가 비정상적으로 증가하는 상태입니다.

　일반적으로 성인 남성의 소변량은 1일 1500~2000mL. 방광의 용량은 개인차가 있지만, 250~450mL 정도입니다. 방광에 어느 정도 소변이 쌓이면 요의를 느껴 배출하기 위하여 하루에 5~6회 배뇨합니다.

　이것이 8회 이상 되면 빈뇨라고 간주되며, 증상이 진행된 사람은 하루에 10회 이상 화장실에 가지 않으면 안 되는 경우도 있습니다.

　또한, 야간에도 몇 번이나 화장실에 가기 위해 깨어나는 '야간 빈뇨'가 되면 수면 장애로 이어지는 등 생활에 대한 영향도 커집니다.

　전립선 비대증으로 빈뇨가 일어나는 것은 비대한 전립선이 요도와 방광을 압박하기 때문에 그 자극이 요의로 나타나기 때문입니다.

　또한, 방광이 물리적으로 압박당함으로써 방광의 용량이 줄어들어 소변을 저장해 둘 수 없게 되는 것도 원인이 됩니다.

　단, 빈뇨를 일으키는 것은 전립선 비대증뿐만 아니라, 신장이나 방광에 질병이 있는 케이스, 혹은 당뇨병이나 심장병으로 이뇨제*를 복용하는 케이스 등도 있습니다.

용어해설 **이뇨제** 소변량을 증가시키는 작용을 하는 약을 말한다. 소변을 증가시킴으로써 체내의 수분량과 염분량을 줄여 부기를 해소시키는 목적 등에 사용된다.

전립선 비대증의 배뇨 트러블 ①

하루에 화장실에 가는 횟수

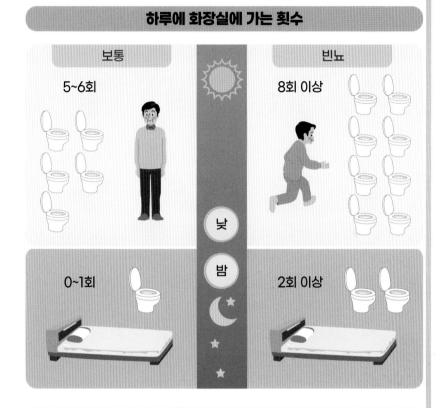

보통
5~6회

빈뇨
8회 이상

낮

밤

0~1회

2회 이상

빈뇨를 일으키는 것은 전립선 비대증만은 아니다

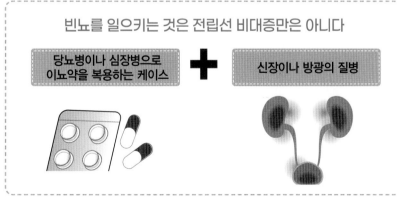

당뇨병이나 심장병으로
이뇨약을 복용하는 케이스

➕

신장이나 방광의 질병

요도가 압박되면 '배뇨 곤란'으로

전립선 비대증에서 환자를 괴롭히는 또 한 가지 증상이 '배뇨 곤란'입니다.

요의를 느끼고 있지만 막상 화장실에 가도 원활하게 배뇨를 할 수 없게 되거나, 배뇨할 수 있어도 소변 줄기가 약하거나 도중에 끊기는 등 시원하게 배뇨할 수 없게 되는 것입니다.

전립선 비대증으로 배뇨 곤란이 일어나는 원인은 크게 나누어 2가지가 있습니다.

첫 번째는, 비대한 전립선에 의해 요도가 압박되는 것입니다. 요도가 좁아짐으로써 원활히 배뇨할 수 없게 됩니다.

건강한 사람의 경우에는 화장실에서 '나올 것 같다'는 느낌이 들고 나서 2, 3초 후에 소변이 나옵니다. 그런데 전립선 비대증에 의해 배뇨 곤란이 생긴 사람의 경우에는 10초 이상, 증상이 심한 사람의 경우에는 수십 초가 걸리는 케이스도 있습니다.

두 번째는, 비대한 전립선의 물리적 자극으로 주변 근육이 긴장해서 자율신경이 정상적으로 기능하지 않게 되는 것입니다.

방광에 소변을 축적하여 필요에 따라 체외로 내보내는 축뇨와 배뇨 메커니즘에는 자율신경이 관여하고 있습니다(20페이지 참조).

교감신경과 부교감신경이 방광경부와 요도괄약근, 방광벽 근육에 작용하여 그것을 풀거나 조임으로써 축뇨와 배뇨가 제어되고 있습니다.

전립선 비대증에 걸리면 이 일련의 기능이 제대로 이루어지지 않게 되어 소변을 원활하게 내보내지 못하게 되는 것입니다.

또한, 배뇨 시에 소변 줄기가 약해지는 '소변 줄기 약화'와 배뇨 도중에 소변이 끊기는 '소변 끊김' 등도 나타납니다. 전립선 비대증에는 그 밖의 증상도 있습니다. 다음 항에서 설명하겠습니다.

전립선 비대증의 배뇨 트러블 ②

교감신경과 부교감신경의 지령으로 배뇨를 조절하고 있다

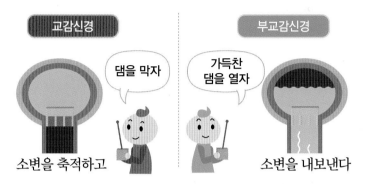

교감신경

댐을 막자

소변을 축적하고

부교감신경

가득찬 댐을 열자

소변을 내보낸다

전립선 비대증에 걸리면 교감신경과 부교감신경의
지령이 제대로 전달되지 않게 된다

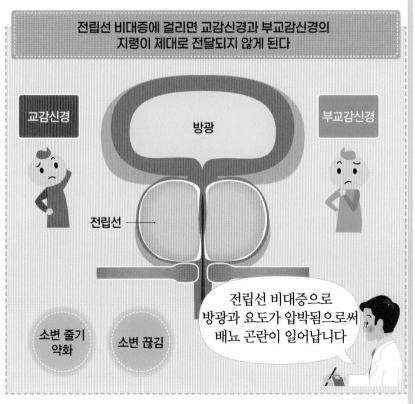

교감신경

부교감신경

방광

전립선

전립선 비대증으로
방광과 요도가 압박됨으로써
배뇨 곤란이 일어납니다

소변 줄기
약화

소변 끊김

그 밖에도 '잔뇨감'이나 '요실금' 등의 증상도

전립선 비대증에서는 화장실에 간 후에도 소변이 남아 있는 느낌이 드는 '잔뇨감'을 호소하는 경우도 많이 있습니다.

잔뇨감은 실제로 방광 안에 소변이 남아 있음으로써 느끼는 것입니다. 배뇨할 때에는 방광경부와 요도괄약근이 느슨해지고, 방광벽 근육이 수축함으로써 소변을 밀어냅니다. 그런데 전립선 비대에 의해 방광경부가 압박됨으로써 근육 조절이 제대로 되지 않아 소변이 남아 있는데도 배뇨가 끝나버리는 것입니다.

잔뇨가 있는 것의 문제는 잔뇨감 때문에 시원하지 않다는 것만이 아닙니다. 소변은 혈액 중의 노폐물 등을 체외로 배출하기 위해서 신장에서 혈액으로부터 만들어지는 것입니다.

잔뇨에 의해 방광에 필요 이상으로 소변이 축적되면 방광과 신장에 부담이 되거나 방광염 등 요로감염증을 일으키기 쉬워지게 됩니다.

또한, 배뇨를 끝냈다고 생각했는데 소변이 남아 있어서 소량이 새어 나오는 경우도 있습니다.

화장실에 다녀온 후에 문득 보니 속옷이나 의복이 젖어 있다는 케이스로, '배뇨 후 요적하(尿滴下)'라고 합니다. 거꾸로, 요의를 느끼고 화장실에 가는 동안에 소변을 참지 못하게 되어 실금해 버리는 경우도 있습니다. 이것은 '절박성 요실금'이라 하며, 전립선이 비대해져 방광이 과잉 수축됨으로써 일어나는 증상입니다. 요실금은 속옷이나 바지 등의 의복을 더럽힘으로써 생활에 지장을 주며, 또한 정신적으로도 영향이 큽니다. 나아가, 증상이 진행되면 합병증을 일으킵니다.

다음 항에서는 전립선 비대증의 진행에 관하여 다루겠습니다.

전립선 비대증의 배뇨 트러블 ③

전립선 압박으로 배뇨를 위한 근육에 폐해가 나타난다

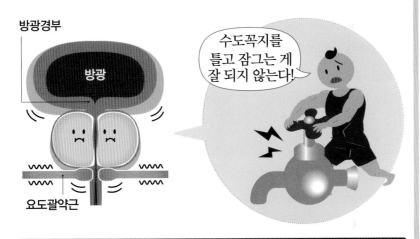

근육 조절이 제대로 되지 않으면 배뇨 트러블이 일어난다

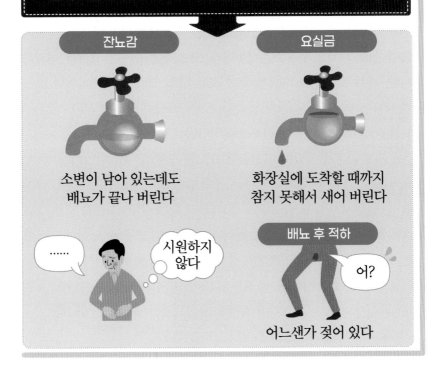

전립선 비대증의 **진행도**와 **합병증**

전립선 비대화에 동반해서 합병증도 일으킨다

　이제까지 소개해 온 전립선 비대증의 증상은 진행도에 따라 다양하게 나타납니다. 전립선 비대증의 진행도는 크게 3단계로 나눌 수 있습니다.

　제1기는 방광 자극기(자극 증상기)입니다.

　전립선 비대는 아직 경도(輕度)이지만, 방광 경부와 요도는 항상 압박되어 자극을 계속 받고 있는 상태입니다. 그 때문에 빈뇨와 야간 빈뇨, 요의 절박감, 경도(輕度)의 배뇨 곤란 등의 증상이 나타납니다. 하복부의 압박감과 불쾌감 등도 있습니다.

　제2기는 잔뇨기(잔뇨 발생기)입니다.

　전립선 비대는 중등도까지 진행되어 요도에 대한 압박이 강해집니다. 그 때문에 빈뇨와 요의 절박감, 배뇨 곤란이 강해집니다. 배뇨 시에 통증이 나타나는 경우도 있습니다. 또한, 배뇨해도 소변이 전부 나오지 않아 잔뇨감이 나타나기 시작합니다. 요로 감염증도 발생하기 쉬워집니다. 갑자기 소변이 나오지 않게 되는 '급성 요폐'가 일어나거나 혈뇨가 나오는 경우도 있습니다.

　제3기는 요폐기(만성 불완전 요폐기)입니다.

　전립선 비대가 상당히 진전되어 요도와 방광에 대한 압박이 점점 강해집니다. 그 때문에 배뇨 시에는 세게 힘을 주지 않으면 안 되며, 배설할 수 있는 소변량도 줄어들게 됩니다. 또한, 소변이 조금씩 새는 일류성(溢流性) 요실금이 발생하게 됩니다. 요폐(尿閉)도 종종 일어나 만성에 가까운 상태가 됩니다. 그래도 방치하고 있으면 소변이 신장에서 방광으로 흐르는 것이 저해되고, 신우(腎盂)와 요관이 확장하는 '수신증(水腎症)'과 신기능 저하 등 심각한 합병증을 일으키는 경우도 있습니다.

　다음 항부터는 치료법에 관해서 설명합니다.

진행되면 '요폐'와 '수신증' 등 합병증도 발생

제1기 방광 자극기
(자극 증상기)

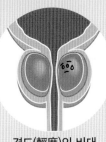

경도(輕度)의 비대

증상
야간 빈뇨, 요의 절박감, 경도 배뇨 곤란 등

잔뇨량

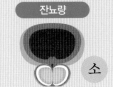 소

최대 요류율(尿流率)

 다

제2기 잔뇨기
(잔뇨 발생기)

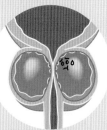

중등도(中等度)의 비대

증상	합병증
빈뇨와 요의 절박감, 강한 배뇨 곤란, 배뇨 시의 통증 등	만성 요폐, 수신증, 신기능 저하 등

잔뇨량

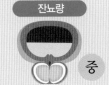 중

최대 요류율(尿流率)

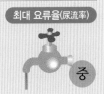 중

제3기 요폐기
(만성 불완전 요폐기)

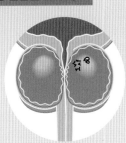

중도(重度)의 비대

증상	합병증
배뇨 곤란 악화, 일류성 요실금 등	만성 요폐, 수신증, 신기능 저하 등

잔뇨량

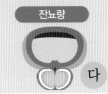 다

최대 요류율(尿流率)

 소

전립선 비대증을
어떻게 **치료**하는가?

QOL 개선을 목적으로 치료법을 선택한다

전립선 비대증 치료에는 크게 나누어 경과 관찰, 행동 요법, 약물 요법, 외과 요법이 있습니다.

치료법 선택은 전립선 비대증 진행도에 맞추어 아래와 같은 흐름으로 이루어집니다.

먼저, 문진과 각종 검사에 의하여 다른 질환의 가능성을 검토합니다.

전립선 비대증이라고 진단되어도 치료가 필요하지도 않고, 희망하지도 않는 경우에는 경과 관찰을 하게 됩니다. 간단히 말하면, 치료하지 않는 것으로, 일부러 아무것도 하지 않고 경과를 관찰하는 것입니다.

치료가 필요하고 치료를 희망하는 경우에는 행동 요법과 약물 요법을 생각합니다. 행동 요법이란 물 섭취 방법과 식사, 운동 등을 변화시켜 감으로써 전립선 비대증 증상을 제어하거나 개선해 가는 것입니다.

행동 요법과 약물 요법에서 효과가 충분하지 않을 때에는 외과 요법을 시행하게 됩니다. 치료법 선택 시 중요한 것은 환자의 QOL(삶의 질)입니다.

전립선 비대증은 기본적으로 생명에 관계되는 병은 아닙니다. 적극적인 치료는 증상이 위중하거나 의사가 치료가 필요하다고 판단한 경우나 환자의 희망이 있는 경우에 시행됩니다.

대부분의 케이스에서는 환자 자신이 일상생활 중에 불편을 느꼈을 때 그것을 개선하기 위해서 시작합니다.

그 때문에 치료법 선택에서는 환자 자신의 라이프 스타일과 환자가 자신의 증상을 어느 정도 신경 쓰고 있는지도 고려됩니다.

다음 항에서는 경과 관찰에 관해서 설명합니다.

비뇨기과 진료 알고리즘

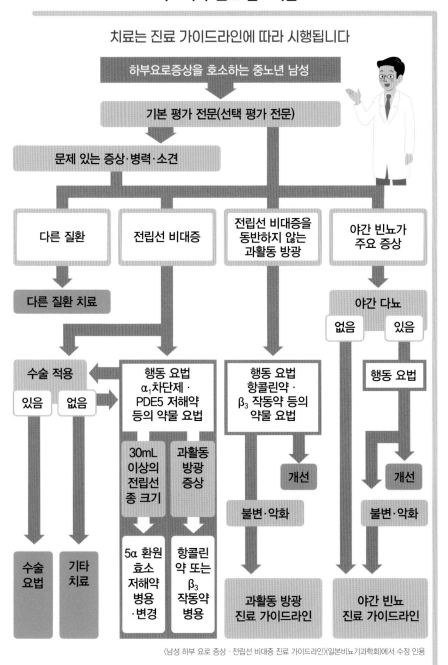

치료는 진료 가이드라인에 따라 시행됩니다

하부요로증상을 호소하는 중노년 남성

기본 평가 전문(선택 평가 전문)

문제 있는 증상·병력·소견

다른 질환 / 전립선 비대증 / 전립선 비대증을 동반하지 않는 과활동 방광 / 야간 빈뇨가 주요 증상

다른 질환 치료

야간 다뇨 — 없음 / 있음

수술 적용 — 있음 / 없음

행동 요법 α₁차단제 · PDE5 저해약 등의 약물 요법

행동 요법 항콜린약 · β₃ 작동약 등의 약물 요법

행동 요법

30mL 이상의 전립선 종 크기 / 과활동 방광 증상

개선

개선

수술 요법 / 기타 치료

5α 환원 효소 저해약 병용·변경 / 항콜린약 또는 β₃ 작동약 병용

불변·악화

불변·악화

과활동 방광 진료 가이드라인

야간 빈뇨 진료 가이드라인

〈남성 하부 요로 증상 · 전립선 비대증 진료 가이드라인〉(일본비뇨기과학회)에서 수정 인용

증상이 가벼우면 일단은 경과 관찰

자신이 전립선 비대증이라고 진단받으면 곧바로 치료를 시작하고 싶다고 생각하는 사람도 많을 것입니다. 하지만 전립선 비대증에서는 근본 치료를 지향하지 않습니다. 전립선이 비대해 있어도 빈뇨와 잔뇨감 등의 증상이 가볍거나 환자가 치료를 원하지 않는 경우에는 적극적인 치료를 하지 않고 경과를 관찰합니다.

경도 전립선 비대증인 경우에는 급성 요폐와 합병증 등이 생길 가능성은 적고, 적극적인 치료를 하지 않아도 반드시 악화하지는 않기 때문입니다. 또한, 배뇨 트러블 증상은 좋아졌다가 나빠졌다가 하는 등 기복이 있기 마련인데, 생활 개선에 의해 증상이 가벼워지는 경우도 있습니다. 생활 개선이란 의사·간호사의 지도에 따라서 물 섭취 방법과 식사, 운동 등을 바꾸는 것으로, 앞에서 설명한 행동 요법 중 하나입니다.

구체적으로는 우선 과도한 수분 섭취를 중지합니다. 수분을 섭취하는 시간에 주의하는 경우도 있습니다. 특히 야간 빈뇨가 있는 경우에는 취침 전 수분을 삼가는 것만으로 증상이 가벼워지는 경우도 많습니다.

그 외에도, 알코올과 카페인을 삼가거나 배뇨 방법 지도와 골반저근 훈련(146페이지 참조), 변비 개선을 위한 지도 등도 있습니다. 또한, 비만과 대사증후군은 전립선 비대증을 악화시킬 가능성이 있기 때문에 식생활 개선과 적절한 운동으로 해소하는 것이 좋습니다.

이러한 생활 개선 실천 방법에 관해서는 〈제5장〉에서 자세히 소개합니다. 단, 증상이 악화한 경우, 일상생활에서 곤란을 겪는 일이 생긴 경우 등에는 적극적인 치료를 시행합니다. 또한, 가능성이 낮다고는 하지만, 급성 요폐나 합병증 등을 일으키는 케이스도 있습니다. 경과 관찰 중에는 자신의 몸 상태에 유의하고, 적어도 1년에 한 번은 증상 악화 등이 보이지 않는지 검사를 받을 필요가 있습니다.

경증이면 경과 관찰

전립선 비대증은 반드시 악화되는 것은 아니다

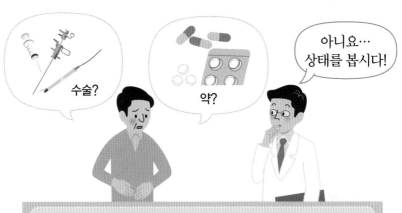

수술?

약?

아니요…
상태를 봅시다!

경도(輕度)의 전립선 비대증은 생활을 개선하며 상태를 본다

생활 개선

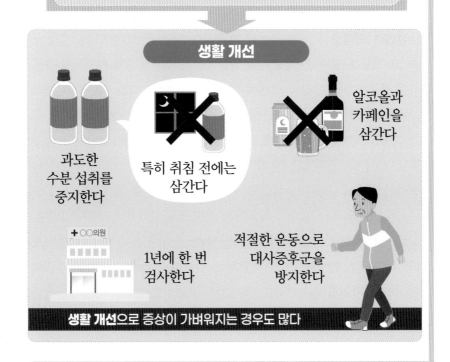

과도한
수분 섭취를
중지한다

특히 취침 전에는
삼간다

알코올과
카페인을
삼간다

+ ○○의원

1년에 한 번
검사한다

적절한 운동으로
대사증후군을
방지한다

생활 개선으로 증상이 가벼워지는 경우도 많다

전립선 비대증의 **약물 요법**

증상이 경도~중등도라면 약물 요법이 중심

전립선 비대증에서 적극적인 치료를 시행할 때, 중심이 되는 것은 약물 요법입니다. 약물 요법을 시작하는 기준은 IPSS와 QOL 점수가(40페이지 참조) 경증(輕症)에서 중등증(中等症), 혹은 환자 자신이 어떤 증상에 불편을 느껴 치료를 희망할 때입니다.

자신이 질병이라고 진단 받은 경우, 적극적인 치료를 받지 않아서 불안을 느끼는 사람도 있을지 모릅니다. 하지만 약을 복용하면 부작용의 가능성이 있습니다. 수술처럼 몸에 메스를 대지 않아도 치료에 의한 부담은 있습니다. 치료는 타이밍을 잘 판단한 후에 시작합니다. 또한, 중증이라고 진단 받은 경우에는 외과 요법을 선택하는 경우가 많지만, 그전에 한번 약물 요법으로 개선 여부를 시험해보는 케이스도 있습니다.

전립선 비대증의 약물 요법에 사용되는 약은 작용 메커니즘에서 크게 3가지로 나뉩니다. 전립선 비대증에서는 교감신경이 과도하게 흥분하여 방광경부가 긴장한 상태에 있습니다. 이것에 약을 작용시켜 배뇨 장애를 개선하는 것이 α_1차단제입니다. 또한, 최근에 비슷한 효과가 있는 PDE5 저해약도 사용하게 되었습니다. 전립선 비대 그 자체를 작게 하는 것이 5α 환원효소 저해약과 항남성호르몬(항안드로겐)약입니다. 전립선 비대에 관여하는 성호르몬에 작용하여 증상을 개선합니다.

소변을 축적하는 방광에 작용하는 것이 항콜린약과 β_3작동약입니다. 방광벽 근육의 긴장을 풀어줌으로써 소변을 제대로 축적할 수 있도록 합니다. 또한, 한방약*과 생약*으로는 전립선의 염증과 부기를 경감하여 증상을 완화합니다.

용어해설 한방약·생약 한방약은 식물이나 광물 등 약효를 가진 생약을 2종류 이상 조합하여 만든 약. 후생노동성 인가를 받은 보험 적용 한방약도 다수 있다.

약물 요법은 어떻게 시행되는가

증상과 상태에 따라 치료에 이용되는 약이 선택된다

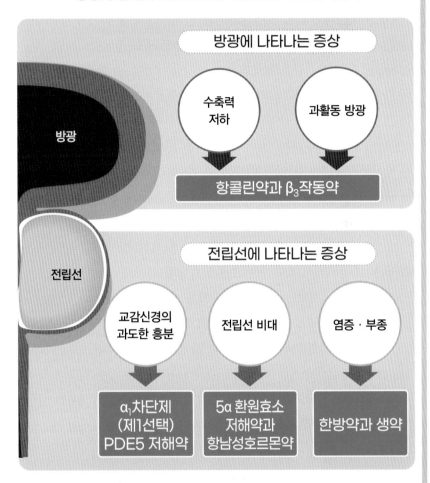

방광에 나타나는 증상

수축력
저하

과활동 방광

방광

항콜린약과 β₃작동약

전립선에 나타나는 증상

전립선

교감신경의
과도한 흥분

전립선 비대

염증 · 부종

α₁차단제
(제1선택)
PDE5 저해약

5α 환원효소
저해약과
항남성호르몬약

한방약과 생약

배뇨 제어에 관여하는 근육의 긴장을 풀어주는 것,
전립선 비대를 억제하는 것, 전립선의 염증과 부기를
해소하는 것, 방광 근육의 긴장을 풀어주는 것이
사용됩니다.

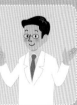

배뇨 장애를 개선하는 'α₁차단제'

전립선 비대증의 약물 요법에서 가장 많이 사용되는 약이 α_1차단제입니다. α_1아드레날린 수용체 차단제 또는 α블로커 등이라고도 불립니다.

배뇨에 관여하는 근육의 불필요한 긴장을 풀어주는 작용이 있어 배뇨 장애를 개선하는 약입니다. 배뇨할 때에는 부교감신경의 지령으로 방광이 수축되고 배뇨괄약근이 느슨해짐으로써 요도가 열리고 소변이 배출됩니다. 그런데 전립선이 비대해지면 비대한 전립선에 의해 요도와 방광이 물리적으로 압박 받을 뿐만 아니라 근육이 과도하게 긴장하게 됩니다. 그 결과, 부교감신경으로부터 '배뇨하라'라는 지령이 제대로 실행되지 않습니다.

교감신경의 지령은 아드레날린 등의 신경전달물질이 방출되어 근육에 있는 α수용체가 그것을 받음으로써 전달됩니다.

α_1차단제는 α수용체가 신경전달물질을 받는 것을 차단하는 기능이 있습니다. 교감신경의 명령을 차단함으로써 방광 경부와 전립선부 요도를 느슨하게 하여 제대로 배뇨할 수 있게 하는 것입니다.

일반적으로 α_1차단제는 하루에 1~2회 복용으로 1~2주 정도에 효과가 나타납니다. 단, 모든 사람에게 유효한 것은 아니며, 약 1/3의 사람은 효과를 얻지 못합니다. 복용을 중지하면 증상이 다시 나타날 가능성도 있습니다. 또한, 현기증(기립성 저혈압), 쉽게 피로해짐, 사정 장애, 코막힘, 두통, 졸음 등의 부작용이 있습니다. 나아가, α_1차단제를 복용하고 있는 사람이 눈 수술을 받으면 홍채*에 이변(異變)이 발생하는 경우가 있으므로 주의가 필요합니다. 또한, α_1차단제와 비슷한 효과가 있는 PDE5 저해약에도 부작용으로 두통·현기증·착감각(錯感覺)이나 발진·홍반 등이 나타나는 경우가 있어 주의가 필요합니다.

 용어해설 홍채 검은자위 중 동공과 흰자위 사이의 갈색으로 보이는 부분을 말한다. 동공의 크기를 바꿈으로써 눈에 들어오는 빛의 양을 조절하는 기능을 하고 있다.

'⍺1차단제'의 기능

전립선이 비대해짐으로써 요도괄약근이 과도하게 긴장한다

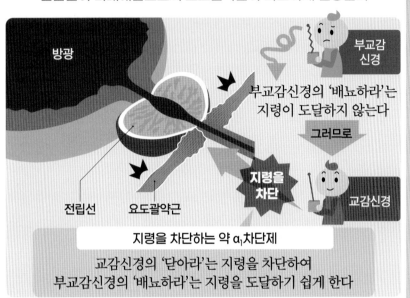

방광

부교감
신경

부교감신경의 '배뇨하라'는
지령이 도달하지 않는다

그러므로

지령을
차단

교감신경

전립선   요도괄약근

지령을 차단하는 약 ⍺1차단제

교감신경의 '닫아라'는 지령을 차단하여
부교감신경의 '배뇨하라'는 지령을 도달하기 쉽게 한다

PDE5 저해약

일반명	용법 · 용량	권장 등급
타다라필	5mg/ 일을 하루 1 회 경구 투여	A

⍺1 차단제

일반명	용법 · 용량	권장 등급
⍺1 아드레날린 수용체 차단제 (⍺1 차단제)		
탐스로신	0.2mg 을 하루 1 회 경구 투여	A
나프토피딜	25mg 을 하루 1 회 경구 투여	A
실로도신	4mg 을 하루 2 회 경구 투여	A
테라조신	0.5~1mg/ 일을 하루 2 회 경구 투여	A[a,b]
우라피딜	15~45mg/ 일을 하루 2 회 경구 투여	A[a,b]
프라조신	1~6mg/ 일을 하루 2~3 회 분할 투여	C1[a,b]
타다라필	5mg/ 일을 하루 1 회 경구 투여	A

권장 등급 | A: 시행하도록 강력히 권장됨 B: 시행하도록 권장됨 C: 시행하도록 권장할 만한 근거가 명확하지 않음
C1: 시행해도 좋음 C2: 시행하도록 권장되지 않음 D: 시행하지 않도록 권장됨
※권장 등급은 〈남성 하부 요로 증상 · 전립선 비대증 진료 가이드라인〉(일본비뇨기과학회)에 따름
a): 일본배뇨기능학회 남성 하부 요로 증상 진료 가이드라인 작성 위원회 편, 남성 하부 요로 증상 진료 가이드라인,
블랙웰 퍼블리싱 2008을 인용 b): 일본비뇨기과학회 편, 전립선 비대증 진료 가이드라인, 리치힐 메디칼 2011을 인용

전립선을 축소시키는 '5α 환원효소 저해약'과 '항남성호르몬약'

전립선 비대증에서는 전립선 세포가 증식함으로써 커지는데, 약으로 그 비대를 억제하여 증상을 개선합니다. 사용되는 약에는 2종류가 있는데, 5α 환원효소 저해약과 항남성호르몬(항안드로겐)약입니다. 많이 사용되고 있는 것이 5α 환원효소 저해약입니다.

5α 환원효소는 남성호르몬인 테스토스테론을 5α 디하이드로테스토스테론(DHT)으로 바꾸는 작용을 가지고 있습니다. DHT는 테스토스테론보다도 작용이 강하여 전립선 비대를 촉진시킵니다.

5α 환원효소 저해약은 5α 환원효소의 작용을 저해함으로써 전립선을 축소시킵니다. 또한 테스토스테론을 감소시키지 않기 때문에 발기 장애(ED)나 성욕 감퇴, 여성화 유방 등의 부작용이 적은 게 장점입니다.

항남성호르몬약은 남성호르몬의 작용을 억제함으로써 전립선을 축소시키는 약입니다.

뇌의 시상하부라는 테스토스테론을 분비하는 부위에 작용하여 혈중 테스토스테론 농도를 저하시킵니다. 동시에, 안드로겐 수용체에 작용하여 테스토스테론이 전립선 세포에 흡수되는 것을 저해합니다. 복용 후 2주일~1개월 사이에 서서히 효과가 나타나는 것이 특징입니다.

부작용으로 성기능 장애와 여성화 유방 등이 있습니다. 또한, 약 복용을 중지하면 전립선이 다시 비대해질 가능성도 있습니다. 최근에는 항남성호르몬약은 별로 사용하지 않게 되었습니다.

5α 환원효소 저해약과 항남성호르몬약은 복용하고 있으면 전립선암 검사에 사용되는 PSA 수치(48페이지 참조)가 낮아집니다. 이것은 전립선암에 걸리지 않게 하는 것이 아니라 수치만 낮아지는 것이므로 주의가 필요합니다. 다음 항은 그 밖의 약물 요법에 관해서 다룹니다.

전립선을 축소시키는 약

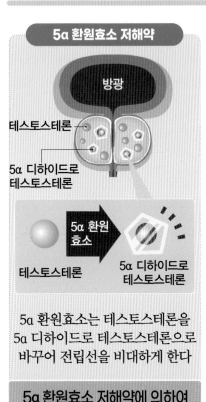

5α 환원효소 저해약

방광

테스토스테론

5α 디하이드로
테스토스테론

5α 환원
효소

테스토스테론

5α 디하이드로
테스토스테론

5α 환원효소는 테스토스테론을
5α 디하이드로 테스토스테론으로
바꾸어 전립선을 비대하게 한다

**5α 환원효소 저해약에 의하여
5α 환원효소의 기능은 저해되어
전립선 비대를 막는다**

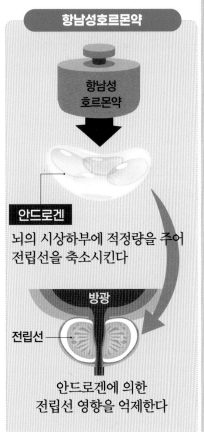

항남성호르몬약

항남성
호르몬약

안드로겐

뇌의 시상하부에 적정량을 주어
전립선을 축소시킨다

방광

전립선

안드로겐에 의한
전립선 영향을 억제한다

PSA 수치가 낮게 나온다는 것은!?

5α 환원효소 저해약·항남성호르몬약을 복용하고 있으면 PSA 수치가 낮아집니다. 하지만 전립선암을 발견할 수 없게 되는 것은 아닙니다. 전립선 비대증 치료를 위해서 5α 환원효소 저해약·항남성호르몬약을 복용하기 전에 PSA검사를 하여 복용 전의 PSA 수치를 확인합니다. 그 때문에 치료가 필요하지 않은 아주 초기의 전립선암을 발견할 수 있다고 생각하는 의사도 있을 정도입니다. 어떤 경우든 검사를 받을 때에는 복용하고 있는 약에 관해서 의사에게 신고합시다.

그 밖의 약물 요법

전립선 비대증 증상에 과활동 방광이 있습니다. 과활동 방광이란 갑자기 소변을 보고 싶어지고 참는 것이 어려운 요의 절박감 때문에 빈뇨와 절박 요실금이 확인되는 상태입니다. 비대한 전립선에 의해 방광이 압박되어 충분히 소변이 축적할 수 없게 되어 빈번히 요의를 느끼거나 소변을 참을 수 없게 되는 것입니다.

전립선 비대증 환자의 50~70%에서 과활동 방광 증상이 보인다고 여겨지고 있습니다.

이것을 억제하기 위해서 사용되는 것이 항콜린약입니다. 항콜린약은 방광 신경의 무스카린 수용체를 차단함으로써 기능을 억제하여 방광의 과민한 상태를 진정시킵니다. 항콜린약에는 구강내 건조, 변비 등의 부작용 외에도, 때때로 배뇨 곤란이나 요폐가 일어나는 경우가 있으므로 복용 시에는 주의합니다. 항콜린약과 작용이 비슷하며, 구강내 건조나 요폐 등의 부작용을 잘 일으키지 않는 것이 β_3작동약(β_3아드레날린 수용체 작동약)입니다. 단, 고혈압이나 아이를 갖고자 하는 환자의 경우에는 복용에 주의가 필요합니다.

전립선 비대증의 약물 치료에서 생약·한방약이 사용되는 경우도 있습니다. 생약은 일반적으로 식물로부터 추출하여 만들어지는 식물엑스제제를 가리킵니다. 생약을 조합하여 더 효과를 높인 것이 한방약입니다.

전립선 비대증에서 주로 사용되는 것은 팔미지황환(八味地黃丸)과 우차신기환(牛車腎氣丸)입니다. 염증을 억제하거나 부기를 해소하여 빈뇨를 개선시키는 효과가 기대되며 다른 약과 병용되는 경우도 있습니다.

생약·한방약은 효과가 서서히 나타나기 때문에 증상 개선까지는 시간이 걸리는 경우도 있습니다. 어디까지나 제1선택약인 α_1차단제와 PDE5 저해약을 우선 사용하고, 때때로 이것들과 병용하기도 합니다.

그 밖의 약물 요법의 약

전립선 비대증 치료에는 제1선택약 이외에도
다양한 작용을 하는 약이 이용되는 경우가 있다

항콜린약		
옥시부티닌	1회 2~3mg을 1일 3회 경구 투여	
옥시부티닌 경피흡수형 제제	첩부제 1매를 1일 1회, 하복부, 요부 또는 대퇴부에 첩부	
프로피베린	20mg을 1일 1회 경구 투여 20mg을 1일 2회까지 증량 가능	
톨테로딘	4mg을 1일 1회 경구 투여	전립선 비대증을 동반하는 과활동 방광: C1(등급 79페이지 참조)
솔리페나신	5mg을 1일 1회 경구 투여 1일 10mg까지 증량 가능	
이미다페나신	0.1mg을 1일 2회 경구 투여 1일 0.4mg까지 증량 가능	
페소테로딘	4mg을 1일 1회 경구 투여 1일 8mg까지 증량 가능	

β_3 아드레날린 수용체 작동약(β_3 작동약)		
미라베그론	50mg을 1일 1회 경구 투여	C1(등급)

그 밖의 약		
팔미지황환 (한방약)	6.0g, 7.5g, 9.0g 또는 18정을 1일 2~3회 분할 투여	C1(등급)
우차신기환 (한방약)	1일 7.5g을 2~3회 분할 투여	

전립선 비대증의 **외과 요법**

외과 요법에는 다양한 치료법이 있다

　전립선 비대증이 상당히 진행되었거나 약물 요법으로 충분한 효과가 얻어지지 않을 때 선택하는 것이 외과 요법입니다.

　외과 요법을 시행하는 것은 IPSS와 QOL 점수(40페이지 참조)가 중등증(中等症)에서 중증(重症)으로 진단된 환자나 혹은 요폐나 요로감염증, 혈뇨, 방광 결석 등의 합병증이 있거나 합병증을 일으킬 가능성이 있는 환자의 경우입니다.

　외과 요법에도 다양한 종류가 있어 증상에 따라 수술법을 선택합니다. 가장 많이 시행되는 것이 요도로 내시경을 넣어 비대한 전립선 조직을 전기 메스로 절제하는 수술법입니다. 또한, 요도로 넣은 레이저 광선으로 도려내는 수술법, 나아가 레이저 광선을 쏘아 증산(蒸散)시키는 수술법 등이 있습니다. 또한, 하복부를 절개하는 개방 수술로 전립선을 절제하는 경우도 있습니다. 매우 크게 비대해진 전립선에서도 시행할 수 있는 수술이지만, 최근에는 대부분의 경우, 경요도적 수술법에 의한 절제가 가능해졌습니다.

　전립선 조직을 절제하는 수술에서는 부작용으로 사정 시에 정액이 요도로 배출되지 않고 방광쪽으로 역류하는 역행성 사정과 요의가 있는데도 배뇨가 잘 되지 않거나 배뇨할 수 없는 요폐 등이 일어나는 경우도 있습니다. 그 밖에 고령이거나 심장 혹은 호흡기 등에 중도(重度)의 질환이 있는 등 외과 요법을 선택하는 데 적합하지 않은 환자에 대해서는 시행하지 않는 경우도 있습니다. 그 경우에는 예를 들면, 비대에 의해 좁아진 요도부에 스텐트라는 관을 부착하는 요도 스텐트가 시행됩니다.

　다음 항부터 각각의 수술법을 설명합니다.

다양한 외과 요법

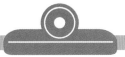

전립선 조직의 절제·증산

- 경요도적 전립선 절제술(TURP)
- 경요도적 전립선 핵출술

  경요도적 바이폴라 전극 전립선 핵출술(TUEB)

  홀뮴 레이저 전립선 핵출술(HoLEP)
- 레이저 전립선 증산술

  광선택적 전립선 증산술(PVP)

  홀뮴 레이저 전립선 증산술(HoLAP)
- **툴륨 레이저 전립선 절제술(ThuLRP)**
- 반도체 레이저 전립선 증산술
- 경요도적 전립선 절개술
- 피막하 전립선 선종 핵출술

기타 시술

- 요도 스텐트

가장 많이 시행되고 있는 '경요도적 전립선 절제술(TURP)'

전립선 비대증 수술에서 현재 가장 많이 시행되고 있는 것이 요도로 내시경을 넣어 메스로 비대해진 전립선을 깎아 내는 '경요도적 전립선 절제술(TURP)'입니다. 일본에서 시행되는 하부 요로 증상 수술 중 약 4분의 3이 이 수술법으로 시행되고 있습니다.

수술에서는 우선 하반신 마취를 하고, 요도로 내시경을 삽입합니다. 여기에서 사용되는 내시경은 절제경이라고 하여 끝부분에 고리 모양의 전자 메스가 달려 있습니다. 카메라 영상으로 전립선 조직을 확인하면서 전자 메스로 깎아내듯이 증식된 조직을 절제합니다. 전자 메스는 고주파 전류를 사용하고 있어 지혈할 수도 있으므로 수술은 지혈하면서 시행합니다. 또한 내시경을 통하여 관류액*을 넣고 순환시켜 혈액과 절제한 조직의 파편을 씻어내어 시야를 확보합니다. 충분히 절제한 후, 카테터를 삽입하여 수술 후 3~7일 동안 배뇨는 카테터로 합니다.

수술 시간은 1시간 정도, 입원 기간은 1~2주입니다. 수술 후 한동안 하복부에 힘을 주지 않도록 하고, 1개월 정도는 스포츠와 음주를 피합니다.

TURP를 시행하는 것은 전립선의 체적이 30~80mL 정도인 환자입니다. 예를 들면, 수술 전 전립선 무게가 약 50g인 경우, 30g 정도를 잘라냅니다. 비교적 덜 부담스러운 수술이지만, 수술 시간이 길어지면 출혈과 관류액에 의해 저나트륨혈증(TUR증후군)을 일으켜 혈압이 저하하거나 구역질이 나는 경우가 있습니다. 단, 관류액에 생리식염수를 이용하는 생리식염수 관류 경요도적 전립선 절제술(bipolar-TURP)은 출혈은 적고 TUR증후군을 일으키지 않습니다. 또한, 수술에서 방광 경부가 상처를 입기 때문에 역행성 사정 등의 사정 장애가 일어나기 쉽습니다. 그 외에도, 요실금과 배뇨 곤란, 혈뇨가 나타나는 경우도 있습니다.

용어해설 **관류액** 수술 시나 투석에서 사용되는 액체로, 몸 속에 주입하고 그 후에 체외로 배출시킨다. 검사나 수술에서 방광을 팽창시키기 위해서 사용되는 경우가 있다.

경요도적 전립선 절제술

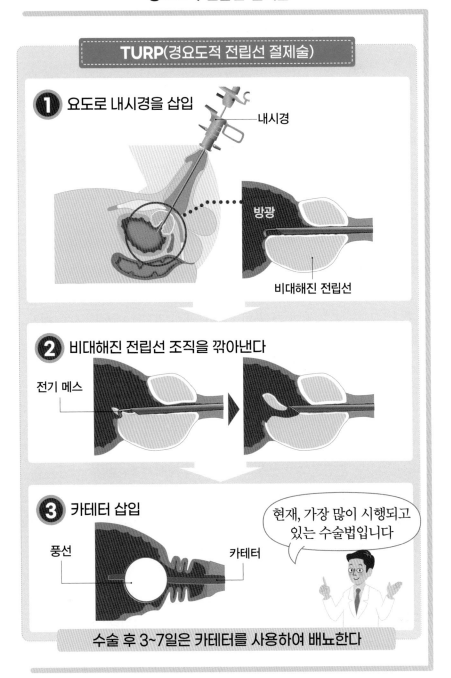

TURP(경요도적 전립선 절제술)

① 요도로 내시경을 삽입

내시경

방광

비대해진 전립선

② 비대해진 전립선 조직을 깎아낸다

전기 메스

③ 카테터 삽입

풍선   카테터

현재, 가장 많이 시행되고 있는 수술법입니다

수술 후 3~7일은 카테터를 사용하여 배뇨한다

비대해진 조직을 도려내는 '경요도적 전립선 핵출술'

경요도적 전립선 핵출술(核出術)은 비대해진 전립선을 도려내듯이 절제합니다. 주요 수술법에 전자 메스를 사용하는 '경요도적 바이폴라 전극 전립선 핵출술(TUEB)'과 레이저를 사용하는 '홀뮴 레이저 전립선 핵출술(HoLEP)'이 있습니다.

TUEB는 요도로 절제경을 삽입하여 전립선을 절제합니다. 전립선 조직을 외선을 남기고 도려내고, 방광 안에서 잘게 부숴 흡인(吸引)합니다.

수술 시간은 2시간, 입원 기간은 3~5일 정도입니다. TUEB에서 사용하는 전기 메스는 바이폴라 전극이라는 것입니다. 앞에서 소개한 TURP의 전기 메스는 고주파 전기를 사용하기 때문에 관류액에 생리식염수는 사용할 수 없지만, 바이폴라 전극에서는 사용할 수 있기 때문에 저나트륨혈증의 걱정이 거의 없습니다. 또한, TURP에서는 전체 체적(體積)이 80mL 정도 이하의 경우에 선택되지만, TUEB는 그것보다 커진 전립선 비대증에도 사용할 수 있으며, 요폐를 일으키고 있는 케이스에서도 효과적입니다.

홀렙(HoLEP)은 홀뮴이라는 레이저로 절제하는 수술법입니다. 수술은 마취를 한 후 요도로 내시경을 넣습니다. 관류액에는 생리식염수를 사용합니다. 전립선의 내선과 외선 사이에 레이저 화이버를 삽입하고, 레이저를 발사합니다. 홀뮴 레이저는 물에 흡수되기 쉬워서 맥파(pulse wave)가 전달됨으로써 외선으로부터 내선을 박리할 수 있습니다. 조직은 방광 안에서 파괴한 후에 흡인(吸引)합니다. 수술 시간은 2시간이 조금 넘고, 입원 기간은 3일 정도입니다. 홀렙도 비대가 진행된 전립선에서 선택할 수 있는 수술법이며, 저나트륨혈증의 염려가 거의 없습니다. 하지만 역행성 사정과 요실금을 일으킬 가능성이 있습니다. 또한, 레이저를 사용하기 때문에 수술 받을 수 있는 의료기관이 제한되어 있습니다.

경요도적 전립선 핵출술

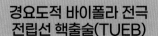

| 경요도적 바이폴라 전극
전립선 핵출술(TUEB) | 홀뮴 레이저
전립선 핵출술(HoLEP) |

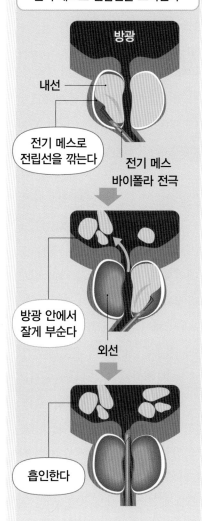

전기 메스로 전립선을 도려낸다

방광

내선

전기 메스로
전립선을 깎는다

전기 메스
바이폴라 전극

방광 안에서
잘게 부순다

외선

흡인한다

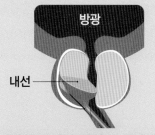

레이저를 쏘아 전립선을 도려낸다

방광

내선

내선과 외선의 경계에 레이저
화이버를 삽입하고, 비대한
전립선을 도려내듯이 절제한다

도려낸 전립선은
몇 차례에 나누어 방광으로 이동.
마지막에는 흡인한다

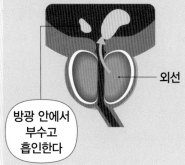

외선

방광 안에서
부수고
흡인한다

핵출 중량이 100g을 넘는
거대한 전립선 비대의
치료가 가능

비대해진 조직을 증산(蒸散)시키는 '레이저 전립선 증산술'

'레이저 전립선 증산술'은 전립선에 레이저 광선을 쏘아 비대해진 조직을 증산(蒸散)시킵니다.

KTP 레이저를 사용하는 광선택적 전립선 증산술(PVP)과 홀뮴 레이저를 사용하는 홀뮴 레이저 전립선 증산술(HoLAP)이 있습니다.

현재 많이 시행되는 수술법이 PVP입니다. 수술은 요도로 내시경과 레이저 화이버를 삽입하고, 전립선에 KTP 레이저를 쏩니다.

KTP 레이저는 물에는 거의 흡수되지 않으며, 혈액 속의 헤모글로빈에 흡수되어 열을 발생시킬 수 있습니다. 전립선에는 혈관이 많기 때문에 효율적으로 열을 내어 조직이 한 순간에 증산(蒸散)됩니다. 마지막으로 배뇨를 위해서 카테터를 넣습니다.

수술 시간은 1시간, 입원 기간은 3~5일 정도입니다. 전립선 비대가 상당히 진전된 케이스에서도 치료할 수 있습니다. 환부를 증산(蒸散)시키는 치료법이기 때문에 출혈이 적어 항응고약을 복용하고 있는 환자도 시행할 수 있습니다. 저나트륨혈증의 걱정도 없습니다. 수술 다음 날부터 배뇨가 가능해지며, 카테터를 넣고 있어야 하는 기간이 짧은 것도 장점입니다. 또한, PVP에서는 HoLAP에 비해서 부작용인 발기 장애가 거의 없습니다. HoLAP는 PVP보다 오래 전부터 시행되어 온 수술법입니다. PVP와 거의 같은 방법으로 수술은 시행되지만, 홀뮴 레이저는 물에 흡수되기 쉽기 때문에 증산시키는 효율이 나빠 시간이 걸립니다.

또한, 전립선 비대가 진전된 경우, 완전히 증산시키는 것이 어려워집니다.

이러한 점들로 인해, 현재는 레이저 전립선 증산술은 HoLAP보다 PVP가 많이 시행되게 되었습니다. 한 가지 주의해야 할 것은, PVP도 HoLAP도 전립선 조직을 증산시키기 때문에 수술 후에는 전립선 암 검사에서 조직을 조사할 수 없게 됩니다.

레이저 전립선 증산술

전립선에 레이저를 쏘아 비대해진 조직을 증산시킨다

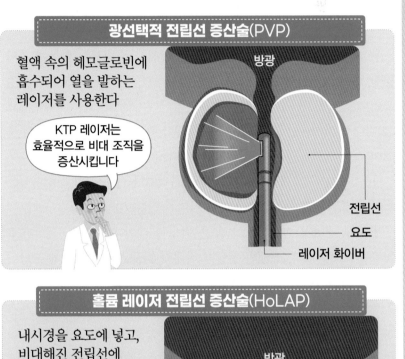

광선택적 전립선 증산술(PVP)

혈액 속의 헤모글로빈에 흡수되어 열을 발하는 레이저를 사용한다

KTP 레이저는 효율적으로 비대 조직을 증산시킵니다

방광

전립선
요도
레이저 화이버

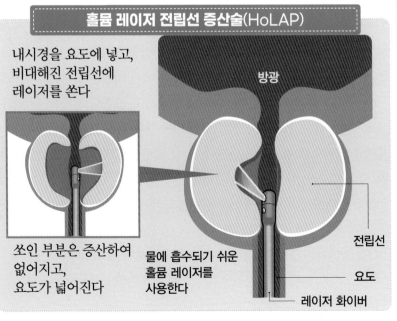

홀뮴 레이저 전립선 증산술(HoLAP)

내시경을 요도에 넣고, 비대해진 전립선에 레이저를 쏜다

방광

쏘인 부분은 증산하여 없어지고, 요도가 넓어진다

물에 흡수되기 쉬운 홀뮴 레이저를 사용한다

전립선
요도
레이저 화이버

그 밖의 레이저 치료

'튤륨 레이저 전립선 절제술(ThuLRP)'는 2μm 연속 레이저이며, 비대해진 전립선을 증산, 또는 절제하는 새로운 수술법입니다.

수술은 요도로 내시경을 삽입하고 레이저를 비대해진 환부에 쏘아 증산 또는 절제합니다. 수술 시간은 약 1시간, 입원 기간은 2~5일 정도입니다. 전립선 비대의 크기에 관계없이 수술할 수 있는 수술법이므로 비대가 진행되어 있어도 수술을 시행할 수 있습니다. 수술에서의 출혈이 적어 비교적 몸에 대한 부담이 가볍다는 것이 장점입니다.

항응고약이나 항혈소판약을 복용하고 있거나 출혈의 가능성이 높은 환자의 경우에도 수술할 수 있다고 알려져 있습니다.

'반도체 레이저 전립선 증산술'은 반도체 레이저(다이오드 레이저)로 치료를 시행합니다. 종래의 전립선 비대증 수술은 비교적 신체 부담이 가벼운 것이지만, 어쩔 수 없이 수술 중에 출혈이 있었습니다. 출혈은 환자에게 부담이 됩니다. 반도체 레이저 전립선 증산술은 이것을 해결하는 것이라고 생각되는 수술법입니다. 수술은 요도로 레이저 화이버를 삽입하고, 고출력 레이저를 환부에 쏘아 증산시킵니다.

수술 중의 출혈이 적어 항응고약을 복용하고 있어도 시행할 수 있다고 하지만, 수술 후에 요실금이 생길 가능성은 있습니다. 또한, 적지만 재치료가 필요한 경우도 있습니다. 수술 시간은 1시간이 조금 넘고, 입원 기간은 3일 정도로 짧게 끝납니다.

반도체 레이저 전립선 증산술은 항응고약을 복용하고 있어도 시행할 수 있다고 합니다.

다음 항에서는 경요도적 전립선 절개술에 관해서 자세히 다루겠습니다.

레이저를 이용한 2가지 치료법의 특징

사용하는 레이저에 따라 적용 대상 및 수술 중·수술 후의 특징이 다르다

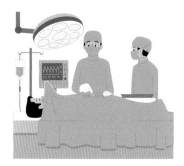

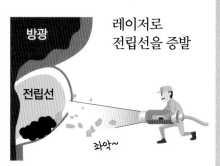

레이저로
전립선을 증발

튤륨 레이저 전립선 절제술(ThuLRP)

2분 연속 레이저로 전립선을 증산시킨다

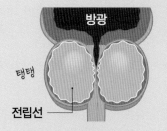

전립선 비대가 진전되어
있어도 치료할 수 있다

출혈이 적어
몸에 대한 부담이 가볍다

적은
출혈

 수술시간 ➡ 1시간   입원 기간 ➡ 2~5일

반도체 레이저 전립선 증산술

출혈이 적다

항응고약을 복용하고 있어도
선택 가능

 수술시간 ➡ 1시간   입원 기간 ➡ 1일 정도

그 밖의 **치료법**

비대가 비교적 작은 환자에게 이용되는 '경요도적 전립선 절개술'

'경요도적 전립선 절개술(TUIP)'은 전립선을 잘라냄으로써 치료하는 수술법입니다.

전립선 비대증 외과 치료에서 오랫동안 많이 선택되어 온 TURP(86 페이지 참조)에 가까운 결과를 얻을 수 있다고 합니다.

수술도 TURP에 가까워 맨 끝에 전자 메스가 달린 내시경을 요도로 삽입하여 시행합니다. 단, 전자 메스는 TURP에서는 고리 모양인 데 비해 나이프 모양으로, 방광 출구에서부터 전립선 피막까지를 절개하여 요도를 넓힙니다. 이 때문에 TUIP로 치료할 수 있는 것은 비대가 작은 전립선입니다. 전립선 비대가 30mL 이하의 경도(輕度)~중등도(中等度)인 경우에 적용됩니다. 또한, 방광 출구를 막듯이 생겨난 중엽 비대가 없는 경우가 바람직하다고 간주되고 있습니다.

수술이 간단하기 때문에 수술 시간과 입원 일수가 짧아지는 것이 이점입니다.

수혈의 필요성이 적은 등 신체 부담이 가벼워 고령자도 선택할 수 있습니다.

또한, 수술 후에는 정액이 방광으로 새는 역행성 사정을 일으킬 가능성도 낮습니다. 단, TUIP를 받은 후에 다시 수술이 필요해지는 환자의 비율은 TURP보다 약간 높습니다.

수술 후에 요폐나 요로 감염증, 요도 협착, 요실금 등을 일으킬 확률은 TURP와 같은 정도입니다.

다음 항부터는 전립선암과 그 치료에 관해서 해설합니다.

경요도적 전립선 절개술(TUIP)의 특징

나이프 모양의 전자 메스로 전립선을 절개하여 요도를 넓히는 수술
경도~중등도의 전립선 비대증을 치료

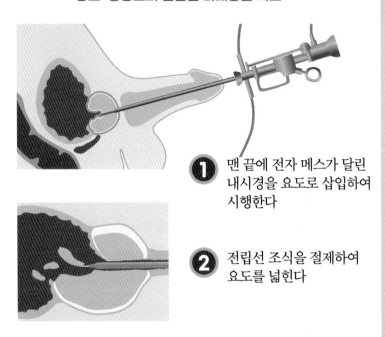

1 맨 끝에 전자 메스가 달린 내시경을 요도로 삽입하여 시행한다

2 전립선 조식을 절제하여 요도를 넓힌다

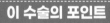

이 수술의 포인트

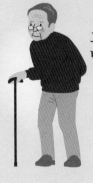

고령자도
받을 수 있다

출혈이나
역행성 사정
가능성이 낮다

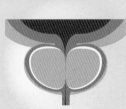

별로 비대하지 않은
전립선 치료에
효과적이다

하복부를 절개해서 시행하는 '피막하 전립선 선종핵출술'

'피막하 전립선 선종핵출술(被膜下 前立線 線腫核出術)'은 하복부에 메스를 넣어 전립선 조직을 절제합니다. 소위 개복 수술로, 오래 전부터 시행되어 온 수술법인데, 비대한 전립선을 확실히 절제할 수 있어 중등증(中等症)에서부터 중증(重症)인 전립선 비대증을 치료할 수 있는 수술법입니다. 상당히 커진 경우에도 치료할 수 있지만, HoLEP나 TUEB를 시행할 수 있는 의료시설에서는 현재는 시행하지 않게 된 수술법입니다.

수술은 일반적으로 '치골후식', '치골상식'과 '회음식'으로 시행됩니다. 이 중, 가장 많이 시행되고 있는 것이 치골후식으로, 치골* 뒤쪽에서 전립선에 접근합니다.

수술은 우선 치골과 방광 사이를 세로로 10cm 정도 치골 뒤쪽을 따라 절개합니다. 다음으로, 전립선 피막을 노출시켜 절개하고, 손가락을 넣어 전립선 조직을 긁어냅니다. 치골후식은 전립선을 눈으로 확인하면서 제거할 수 있습니다. 치골상식은 개복하여 방광을 절개하고, 방광쪽에서 전립선 조직을 긁어냅니다. 수술 후에 강한 요의를 느끼는 경우가 많고, 카테터를 사용하는 기간도 길기 때문에 현재는 별로 시행하지 않게 되었습니다. 회음식에서는 음낭과 항문 사이를 6~7cm 정도 절개하여 전립선을 제거합니다. 절개하는 것이 회음이기 때문에 흉터가 눈에 띄지 않지만, 수술 난이도가 올라갑니다.

피막하 전립선 선종핵출술은 소위 개복 수술입니다. 내시경이나 레이저를 사용한 수술에 비해 몸에 부담이 크고, 수술 후 회복에 시간이 걸립니다. 하지만 전립선의 체적이 80~100mL 이상으로 상당히 비대가 진전된 사람도 치료할 수 있다는 것이 장점입니다. 또한, 전립선 조직을 확실히 제거할 수 있으므로 재발 위험도 낮아집니다.

 용어해설 치골 골반의 일부로, 전방 하부에 있는 좌우 한쌍의 뼈를 말한다. 중앙의 연골로 연결되어 있다. 내장을 받치고 보호하는 역할을 하고 있다.

개방 수술을 하는 경우

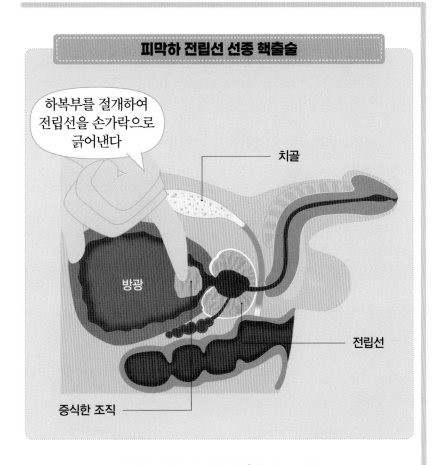

피막하 전립선 선종 핵출술

하복부를 절개하여
전립선을 손가락으로
긁어낸다

치골

방광

전립선

증식한 조직

피막하 전립선 선종 핵출술의 포인트

장점	단점
• 전립선이 상당히 비대해 있어도 치료할 수 있다 • 재발 가능성이 낮다	• 몸에 대한 부담이 비교적 크다 • 출혈이나 감염증의 가능성이 있다

수술할 수 없는 경우의 대처법 ~ 요도 스텐트

전립선 비대증 치료에 스텐트라는 관 모양의 의료기구를 요도에 넣는 '요도 스텐트'라는 치료법이 있습니다.

요도 스텐트에 사용되는 스텐트는 형상기억합금으로 만들어져 있습니다. 수술에서는 국소 마취를 하여 요도에 스텐트를 삽입합니다. 다음으로 약 50℃의 생리식염수를 요도에 넣습니다. 이것에 의해 스텐트가 확대되어 요도를 넓히는 것입니다. 시술 시간은 30분 정도, 입원은 필요 없습니다.

스텐트의 수명은 수년이지만, 10℃ 이하가 되면 부드러워지도록 설계되어 있기 때문에 요도에 차가운 생리식염수를 넣어 제거할 수 있으며, 새로운 것과 교환하는 것도 가능합니다.

요도 스텐트는 몸에 대한 부담이 적고, 시술의 안전성도 높은 치료법입니다.

고령자나 심장 혹은 호흡기 등에 중도(重度)의 질환이 있어 수술을 받을 수 없는 환자도 선택할 수 있습니다. 단, 스텐트가 이동하거나 결석, 출혈, 요도 협착, 방광 자극 증상 등의 합병증이 일어나는 경우도 있으므로 정기적인 검사가 필요합니다.

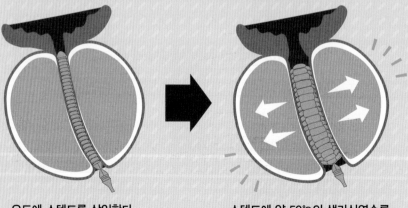

요도에 스텐트를 삽입한다

스텐트에 약 50℃의 생리식염수를 넣어 스텐트를 확대하여 요도를 넓힌다

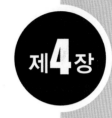

제**4**장

전립선암의
발병과 치료

'전립선암'의 메커니즘과 증상은 어떤 것일까요?
또한, 암의 악성도를 나타내는 '글리슨 점수'와 그것에 바탕을 둔
치료법 선택에 관한 것 등 병원에서 치료를 받을 때 도움이 되는
정보를 소개합니다.

전립선암이란

전립선에 생기는 악성 종양

현재, 일본인 2명에 1명이 살아가는 동안 암에 걸린다는 통계도 있어 암은 가까운 존재입니다. 현재, 전립선암은 남성이 걸리는 암 중 제1위가 되어 있으며, 중노년 남성 사이에서 급증하고 있습니다.

또한, 2015년에는 1만 1,326명이 전립선암으로 사망하여 암에 의한 남성의 사망 원인 중 6위입니다. 전립선암은 이전에는 서구인에게 많은 암이라고 알려져 있었지만, 근년에는 일본인에게도 증가하고 있습니다.

전립선암이란 전립선에 생기는 악성 종양입니다.

우리 몸은 항상 신진대사를 반복하고 있는데, 세포가 비정상적으로 증식하게 되는 것이 종양입니다.

그 중에서도 악성 종양은 증식 속도가 빨라서 주위 조직으로 퍼지거나 혈액과 림프를 타고 이동하여 전신의 장기와 뼈 등에 전이하는 성질을 가지고 있습니다. 악성 종양은 정상 세포가 필요로 하는 영양을 빼앗아 버리기 때문에 점차로 체력이 소모됩니다.

전립선암은 전립선 변연(辺緣) 영역에 발생하는 경우가 많아 전체의 약 70%를 차지하고 있습니다. 나머지 20%는 이행(移行) 영역에 발생하고, 약 10%는 중심 영역에 발생합니다. 변연 영역에서는 종양이 상당히 커지지 않으면 자각 증상이 나타나지 않습니다.

전립선암은 비교적 진행이 느린 경우가 많지만, 그 중에는 진행이 빠른 케이스도 있으며, 또한 전이될 리스크도 있습니다.

그렇다면 전립선암은 무엇에 의해서 진행되는 것일까요? 다음 항에서 설명하겠습니다.

'전립선암' 중 많은 것은 변연 영역에 발생한다

전립선암은 전립선에 발생하는 악성 종양

2015년 ▶ **11,326명**이 전립선암으로 사망

남성의 암 사망 원인 6위

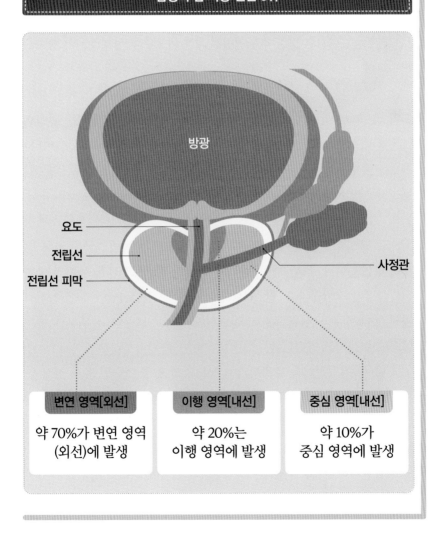

방광

요도

전립선

전립선 피막

사정관

변연 영역[외선]	이행 영역[내선]	중심 영역[내선]
약 70%가 변연 영역 (외선)에 발생	약 20%는 이행 영역에 발생	약 10%가 중심 영역에 발생

남성호르몬이 암 증식에 관여하고 있다

전립선암이 발생하는 요인에는 연령 증가 외에 유전 등 태생적 원인과 식생활 같은 생활환경에 의한 것 등 몇 가지가 있습니다. 그 중에서도 전립선암의 발생과 진행에 강한 영향을 미치는 것이 남성호르몬입니다.

남성 생식기의 일부인 전립선이 남성호르몬의 영향을 받는 장기라는 것은 설명하였습니다(24페이지 참조). 전립선의 성장과 기능에는 남성호르몬이 필요합니다. 하지만 전립선암의 세포도 남성호르몬의 영향을 받습니다.

남성호르몬이란 몇 가지 호르몬의 총칭으로 대부분이 정소에서 분비되며, 5~10% 정도가 부신에서 분비됩니다. 정소에서 분비되는 남성호르몬인 테스토스테론*은 전립선암의 위험인자라고 생각되고 있습니다.

예를 들면, 서구의 전립선암 이환율은 아시아의 약 10배로, 일본인 등 아시아인보다도 서구인이 전립선암에 잘 걸린다는 것이 알려져 있는데, 그들은 혈중 테스토스테론 농도가 비교적 높습니다. 거꾸로 체질적으로 남성호르몬 분비가 적은 사람의 경우에는 전립선암은 거의 발생하지 않습니다. 또한, 연령 증가에 의하여 테스토스테론 분비가 줄면 전립선암이 적어집니다. 단, 연령 증가와 함께 전립선암이 발생하기 쉬워지기 때문에 '남성호르몬 = 전립선암'이라고 단순히 결부시킬 수는 없다고 인식되고 있습니다.

그 밖에, 전립선암을 촉진시키는 것으로서 혈청 인슐린 유사 성장 인자(IGF-1)가 있습니다. IGF-1은 주로 간에서 만들어지는 단백질의 일종으로, 세포 증식을 촉진하거나 인슐린과 유사한 기능을 합니다. IGF-1의 혈중농도가 높으면 전립선암 발생 리스크가 높아진다고 간주되고 있습니다. 다음 항에서는 전립선암의 진행에 관하여 다루겠습니다.

용어해설 **테스토스테론** 성호르몬의 일종. 남성호르몬 중에서도 강력한 작용을 가진다. 전립선과 음경의 발달 촉진 등 남성다움을 유지하는 역할을 하고 있다.

남성호르몬과 전립선암

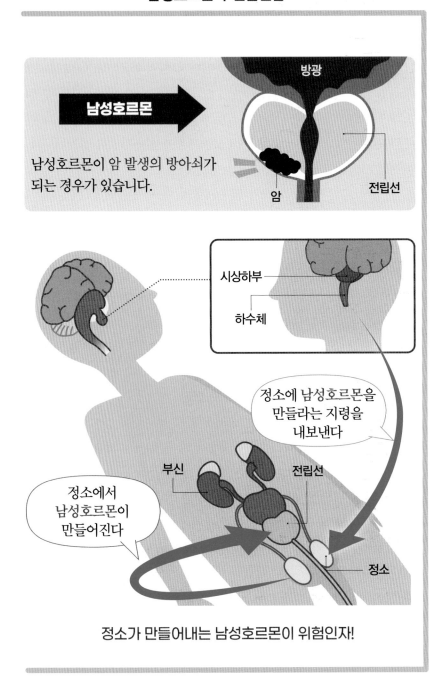

남성호르몬이 암 발생의 방아쇠가 되는 경우가 있습니다.

정소에 남성호르몬을 만들라는 지령을 내보낸다

정소에서 남성호르몬이 만들어진다

정소가 만들어내는 남성호르몬이 위험인자!

전립선암의 진행은 느린 것이 많다

전립선암은 수십 년에 걸쳐서 커지는, 진행이 느린 것이 많다는 게 특징입니다. '암'이라고 하면 죽음에 이르는 병이라는 이미지가 우선 떠오르게 마련이지만, 전립선암은 조금 다릅니다. 전립선암 환자는 50대부터 환자가 증가하기 시작하여 60대 이상에서는 상당히 증가합니다. 하지만 사실은 젊을 때부터 종양은 생기고 있으며, 서서히 커져서 60세를 넘어서 발견되는 케이스가 많은 것입니다. 또한, 전립선암을 앓고 있으면서 다른 원인으로 사망하는 사람도 적지 않습니다.

다른 원인으로 사망한 사람의 몸을 해부했을 때 전립선암이 발견되는 경우가 있습니다. 이것은 암을 앓고 있으면서도 그것이 아주 작기 때문에 증상이 나타나지 않고, 본인의 생활에 영향을 주는 일이 없었다는 것으로 '잠재 암(latent cancer)'이라고 불립니다.

50대 남성의 전립선에서 잠재 암이 발견될 확률은 약 20%. 80대에서는 약 절반이 된다고 합니다.

전립선암은 수명을 위협하지 않을 정도로 느린 페이스로 진행되는 경우도 있는 '온건한 성질의 암'이라고 할 수 있습니다. 이러한 작고 온건한 전립선암이 전립선 비대증 치료나 다른 검사 등을 할 때 우연히 발견되는 경우도 있는데, 이것은 '우발 암(incidental cancer)'이라고 불립니다. 하지만 전립선암의 전부가 온건한 것은 아닙니다.

그 중에는 진행이 빠르거나 다른 장기에 전이하는 전립선암도 있습니다. 우발 암의 약 15%가 커다란 암 종양으로까지 진행된다고 간주되고 있습니다.

전립선암은 PSA 검사 등에서의 조기 발견이 바람직하며, 조기에 발견하여 암의 성질을 판별하는 것이 중요합니다.

다음 항에서는 전립선암의 원인을 다루겠습니다.

전립선암은 진행이 느리다?

전립선암은 고령이 되기까지 잘 발견되지 않는다

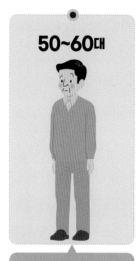

50~60대

전립선암의 발견이
늘기 시작한다

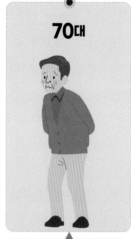

70대

전립선암 환자 중
30% 정도가
70대에 발견

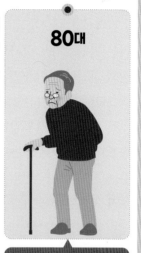

80대

전립선암 환자 중
40% 정도가
80대에 발견

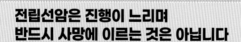

**전립선암은 진행이 느리며
반드시 사망에 이르는 것은 아닙니다**

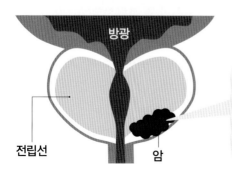

방광

전립선

암

전립선암은
온건하게 진행
단, 조기 발견은 중요!

전립선암의 원인으로 생각되는 것은?

전립선암에 걸리는 사람이 매년 증가하고 있습니다.

전립선암은 연령 증가와 함께 걸리기 쉬운 암이므로 고령화에 동반하는 자연스러운 증가도 있습니다. 하지만 일본 사회의 변화가 전립선암의 리스크 요인을 증가시키는 면도 있습니다.

그렇다면, 전립선암의 리스크 요인에는 어떤 것이 있을까요?

첫 번째는 식생활입니다. 전립선암 이환율에는 지역차가 있으며, 일본보다도 서구에서 높은데, 미국으로 이주한 일본계 미국인의 이환율은 일본인과 미국인의 딱 중간입니다. 또한, 잠재 암은 지역에 따른 발견율 차이가 적습니다. 이것은 인종에 의한 체질적 차이뿐만 아니라 식생활이 전립선암의 발생과 진행에 영향을 미치고 있기 때문이라고 생각됩니다. 전립선암에는 동물성 지방*과 단백질, 설탕을 많이 섭취하는 식생활이 영향을 미친다고 간주되고 있습니다.

두 번째 리스크 요인은 비만과 대사증후군입니다. 체중과 신장의 관계를 가지고 비만도를 산출하는 BMI 수치가 높은 사람일수록 전립선암 이환율도 높아집니다. 또한, 성인이 된 후에 체중이 크게 증가한 사람은 리스크가 높아진다는 보고도 있습니다. 비만이 되기 쉽다는 의미에서는 식생활을 포함한 운동 등 생활습관이 영향을 미칠 수 있습니다.

세 번째는 전립선의 염증입니다. 특히 만성 전립선염(26페이지 참조)의 경우, 장기간에 걸쳐 진행되기 때문에 세포가 암으로 변하기 쉽다고 간주되고 있습니다. 또한, 가족력도 리스크 요인으로 들 수 있습니다. 가족, 특히 아버지나 형제가 전립선암에 걸린 경우, 발생 리스크가 높아집니다. 그 밖에도, 흡연이나 화학물질, 방사선 노출 등도 리스크 요인으로 지적되고 있습니다. 다음 항에서부터 증상을 자세히 설명합니다.

 동물성 지방 동물에 포함되는 지방. 음식으로는 고기와 유제품, 어패류 등에서 유래하는 지방으로, 에너지원으로서 우수하지만 과잉 섭취는 콜레스테롤 합성을 촉진한다.

전립선암의 3가지 리스크 요인

식생활

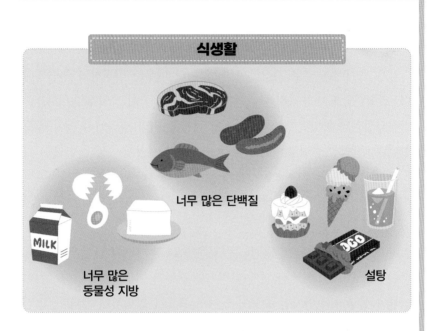

너무 많은 단백질

너무 많은
동물성 지방

설탕

비만(대사증후군)

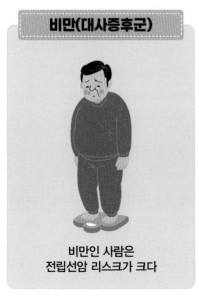

비만인 사람은
전립선암 리스크가 크다

전립선의 염증

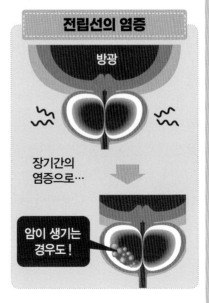

방광

장기간의
염증으로…

암이 생기는
경우도!

전립선암의 **증상**은

초기에는 자각 증상이 적다

암은 초기에는 별로 자각 증상이 없어서 대부분 발견하기 어렵습니다. 전립선암도 마찬가지여서 초기에는 자각 증상이 거의 없습니다.

전립선암의 종양은 전립선 외측에 가까운 변연 영역에서 많이 발생합니다. 전립선 중심부를 지나는 요도로부터 멀어서 종양이 상당히 커지지 않으면 배뇨 장애나 통증 등의 증상은 나타나지 않습니다.

실제로 변연 영역에 발생한 종양의 경우에는 2cm 정도의 크기가 되어도 요도를 압박하지 않는 경우도 드물지 않습니다.

이 시기에 전립선암이 발견되는 것은 PSA 검사나 전립선 비대증 등 다른 질병의 치료나 검사 시에 발견되는 경우가 대부분입니다.

암이 상당히 진행되면 종양이 커져서 요도를 압박하게 됩니다. 그러면 소변 줄기가 가늘어지거나 소변을 제대로 배출하지 못하는 배뇨 곤란 또는 빈뇨 등이 일어납니다. 이러한 것들은 전립선 비대증의 증상과 비슷하기 때문에 착각하는 사람도 있습니다. 전립선암을 발병하는 연령대는 전립선 비대증이 많은 연령대이기도 하기 때문입니다.

암이, 발생한 장기에서 주위의 장기로 퍼져 가는 것을 '침윤'이라고 합니다. 전립선암도 진행되면 암이 요도나 방광·정소에 침윤하여 혈뇨가 나오는 경우가 있습니다.

암이 요관에 침윤한 경우에는 소변이 방광으로 흐르기 어렵게 되어 신장에 축적되어 '수신증'이나 '신후성신부전'을 일으킬 위험도 있습니다. 다음 항은 진행된 전립선암에 관하여 설명하겠습니다.

전립선암 초기에는 자각증상이 적다

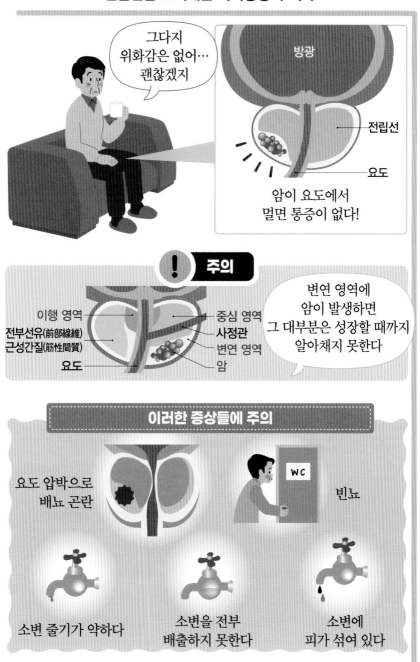

그다지 위화감은 없어… 괜찮겠지

방광

전립선

요도

암이 요도에서 멀면 통증이 없다!

주의

이행 영역

전부선유(前部線維)

근성간질(筋性間質)

요도

중심 영역

사정관

변연 영역

암

변연 영역에 암이 발생하면 그 대부분은 성장할 때까지 알아채지 못한다

이러한 증상들에 주의

요도 압박으로 배뇨 곤란

WC

빈뇨

소변 줄기가 약하다

소변을 전부 배출하지 못한다

소변에 피가 섞여 있다

암이 진행되면 골 전이에 의한 증상이 나타난다

전립선암은 초기에는 거의 자각 증상이 없고, 진행도 느리지만, 진행되어 커지면 다른 장기에 전이됩니다.

전이되는 경우가 많은 것은 뼈입니다. 특히 척추(등뼈)와 골반골, 좌골, 요추(요골), 늑골에 전이가 많이 보입니다. 단, 뼈에 전이해도 곧바로 자각 증상이 나타나지 않습니다. 암 조직이 상당히 퍼진 후에 통증 등의 증상이 발생합니다. 더구나, 전립선암의 골 전이는 등과 허리의 통증으로 자각되는 경우가 많아서 요통 등이라고 착각하는 경우가 많습니다.

등뼈에 전이한 암이 진행되면 뼈의 저림과 운동 장애가 일어나거나 뼈가 약해져서 골절 등으로 이어지는 경우도 있습니다. 찌르는 듯한 통증을 느끼는 경우도 있습니다.

또 한 가지, 전립선암이 전이되기 쉬운 것은 림프절입니다.

림프절이란 혈관과 병행하여 전신에 뻗어 있는 림프관의 도중에 부풀어 있는 곳으로, 몸의 외부로부터 침입한 세균 등을 배제하는 면역기능의 일부를 담당하고 있습니다.

전립선암이 림프절에 전이되어 종양이 커지면 정맥을 압박하거나 하지가 붓습니다. 또한, 림프관 경유로 전신의 다른 장기에 암이 전이되는 경우가 있습니다.

폐와 간 외에 흉막, 부신에 전이되는 경우가 많습니다. 폐에 전이된 경우 기침, 혈담(血痰), 천명(喘鳴), 호흡 곤란 등의 증상이 나타납니다.

전립선암의 경우 전이한 암도 다른 암에 비해 진행이 느린 것이 특징입니다.

다음 항에서부터 본격적으로 전립선암 치료에 관하여 설명하겠습니다.

전립선암은 뼈로 전이되는 경우가 많다

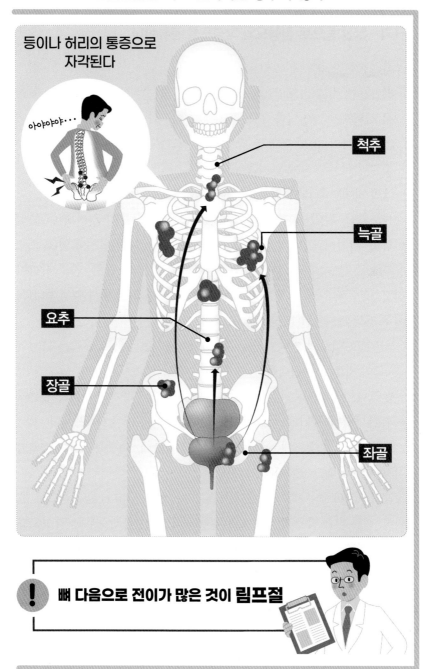

등이나 허리의 통증으로 자각된다

아야야야···

척추

늑골

요추

장골

좌골

! 뼈 다음으로 전이가 많은 것이 **림프절**

전립선암의 **진행도**와 **악성도**

크기 · 확산 등으로 진행도와 악성도를 분류한다

　전립선암 치료의 포인트가 되는 것이 암의 진행에 맞게 적절한 치료법을 선택하는 것입니다.

　PSA 검사와 MRI 진단 등 각종 검사 결과를 종합하여 진행도와 악성도를 판단하는 분류법을 사용합니다.

　암의 진행도를 나타내는 분류가 'TNM 분류'입니다.

　T는 원발 종양*, N이 소속 림프절(Nodes)이고, M이 원격 전이를 의미하며, 각각이 암의 병기(病期)를 나타냅니다. T는 전립선에 암(원발 종양)이 있는지 여부를 나타냅니다. 전립선 내의 암의 크기, 암의 확산이 전립선 안 혹은 밖까지 퍼져 있는지에 따라 더욱 세세히 분류됩니다. 이 시기의 판단에는 직장진, MRI 검사가 많이 사용됩니다.

　N은 림프절로의 전이가 있는지 여부를 나타냅니다. 판단에는 MRI와 CT 등이 자주 사용됩니다.

　M은 뼈, 간, 폐 등 전립선으로부터 떨어진 다른 장기에 전이가 있는지 여부를 나타냅니다. 판단에는 CT와 신티그래피가 많이 사용됩니다.

　또한, 암의 진행도에는 'ABCD 분류'도 있는데, 현재는 TNM 분류법이 많이 사용되고 있습니다.

　암의 악성도를 나타내는 분류가 '글리슨 점수'입니다. 침생검으로 채취한 전립선 조직을 현미경으로 관찰하여 조직 상태로부터 악성도를 1~5단계로 평가합니다. 이것이 글리슨 등급입니다. 전립선 조직 안에서 암의 등급은 균일하지 않으므로 가장 많은 등급과 그 다음으로 많은 등급을 더합니다. 그 수치가 2~10의 글리슨 점수가 됩니다.

용어해설　**원발 종양** 다른 곳에서 전이된 것이 아니라 그곳에서 발생한 종양을 말한다. 원발 종양과 전이해서 생긴 종양의 경우에는 같은 장기에서도 성질이 다른 경우가 많다.

TNM 분류와 글리슨 점수

TNM 분류

T (원발소(原發巢))

T0	**암은 발견되지 않는다**
T1	**암은 촉진이나 영상 진단으로 발견되지 않는다**
T1a	병리 검사에서 우연히 발견되고, 암은 절제한 부분의 5% 이하
T1b	병리 검사에서 우연히 발견되고, 암은 절제한 부분의 5% 이상
T1c	PSA의 높은 수치 등으로부터 암이 생검으로 발견되었다
T2	**암은 전립선 안에만 있다**
T2a	전립선의 편엽 1/2 이하
T2b	전립선의 편엽 1/2 이상
T2c	양엽에 퍼져 있다
T3	**암은 전립선 밖에까지 퍼져 있다**
T3a	전립선 피막의 바깥쪽
T3b	정소에 침윤
T4	**암은 정소 이외의 인접 조직(외괄약근, 직장 등)에 퍼져 있다**

N (소속 림프절 전이)

N0	림프절에 전이 없음
N1	림프절에 전이 있음

M (원격 전이)

M0	원격 전이 없음
M1	원격 전이 있음

글리슨 점수

채취한 조직을 5단계로 평가하여 가장 많은 등급과 다음으로 많은 등급의 합계가 글리슨 점수가 된다.

점수	암의 악성도
2~6	악성도가 낮다
7	중간
8~10	악성도가 높다

(예)	가장 많은 등급		다음으로 많은 등급		글리슨 점수
	4	+	5	=	9

전립선암의 **치료법**을 선택한다

암의 리스크를 분류하여 치료법을 검토한다

전립선암 치료의 경우에는 리스크 분류를 한 후에 치료법을 선택합니다.

전립선암에서는 진행이 아주 느린 악성도가 낮은 암도 적지 않습니다. 병기(病期)가 같아도 악성도가 다르면 그 후의 암 진행 스피드에 차이가 나타납니다.

같은 크기의 암이 있는 환자라도 악성도가 높은 암 조직을 가진 환자와 낮은 환자의 경우에는 10년 후의 위험도가 다르다는 것입니다.

리스크 분류는 'D'Amico(다미코)'로 합니다.

이것은 앞에서 다룬 TNM 분류와 글리슨 점수, 그리고 전립선암의 종양 표지자인 PSA 검사 결과로 저 리스크, 중 리스크, 고 리스크의 3단계로 나누는 것입니다.

저 리스크는 암이 아직 작고, 암세포의 성질도 얌전하다고 추측되는 것. 전립선암의 진행이 느리다는 성질도 있어서 곧바로 구체적 치료를 하지 않아도 된다고 생각됩니다.

중간 리스크는 병기(病期)기 진전되고, 암세포의 성질도 약간 악성도가 높아진 것. 환자의 상태도 함께 검토한 후에 수술 요법, 방사선 요법 등의 치료를 합니다.

고 리스크는 암이 커져 있고, 암세포의 성질이 나쁘며, 진행이 빠를 것이라고 추측됩니다. 곧바로 치료를 하고, 필요하다면 복수의 치료법을 조합합니다.

치료법 선택에는 환자 자신의 라이프스타일이 관계됩니다. 다음 항에서 설명하겠습니다.

암의 리스크 분류(다미코)에 의하여 치료법을 선택

전립선암은 리스크를 생각한 후에
치료법을 선택합니다.

D'Amico(다미코) 분류

리스크군(群)	저 리스크	중 리스크	고 리스크
병기(病期)	T1c-T2a	T2b	T2c
글리슨 점수	2-6	7	8-10
PSA 수치(ng/mL)	10 이하	10 〈 20 이하	20 〈

리스크별 권장되는 치료

리스크	권장되는 치료법	희망에 따라 선택할 수 있는 치료법
저	방사선 요법(외조사(外照射) 요법) + 단기 내분비 요법	수술 내분비 요법
중	수술 방사선 요법(외조사 요법) + 단기 내분비 요법	내분비 요법
고	방사선 요법 (외조사 요법, 밀봉 소선원 요법)	내분비 요법

치료 방침은 주치의와 잘 상담한다

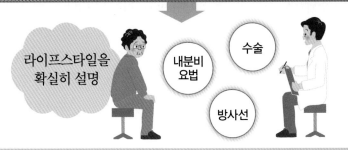

라이프스타일을 확실히 설명

내분비 요법

수술

방사선

환자의 생활을 고려하여 치료법을 결정한다

전립선암 치료법은 암의 상태에 따라 리스크 분류를 한 후에 선택합니다.

선택지로는 전립선을 적출하는 수술 요법, 방사선으로 암세포를 파괴하는 방사선 요법, 항암제를 사용하는 화학 요법과 호르몬약을 사용하는 내분비 요법 등 다양합니다. 암에 따라서는 복수의 치료법을 조합하는 경우도 있습니다.

치료법 선택에서 리스크 분류와 함께 중요한 것이 QOL(삶의 질)입니다. 치료 목적은, 물론 전립선암으로부터 생명을 잃지 않도록 하는 것에 있지만, QOL을 지키는 것도 중요합니다. 무엇이 좋은 생활인지는 환자의 가치관에 따르는 부분이 있습니다. 치료 선택에서는 환자의 연령과 성생활을 포함한 생활 스타일, 사고방식 등을 배려합니다.

수술도, 항암제도, 어떤 치료법에도 장점과 단점이 있습니다.

예를 들어 수술 요법이라면 몸에 메스를 넣어야 한다는 부담을 피할 수 없습니다. 수술 후, 요실금과 발기 장애가 나타날 가능성도 있으며, 생활에 영향이 나타나는 케이스가 있습니다. 비용과 시간적 부담도 있습니다. 자신이 전립선암에 의해 현재 어떠한 상태인지, 장래 생명의 위험이 있는지, 수술 후에 불편해지는 게 있다면 그것은 무엇인지, 재발 위험은 있는지 등 의사로부터 설명이 있습니다.

일단 치료를 받기 시작하면 그 전 상태로는 돌아갈 수 없습니다. 환자 자신이 납득한 후에 치료를 진행하는 것이 중요합니다.

의사의 설명 외에도 이 책을 포함한 서적 등에서 정보를 얻어 치료법에 관하여 확실히 이해해 둡시다. 또한, 선택에 불안이 있다면 다른 의료기관에서 세컨드 오피니언을 구하는 것도 하나의 방법입니다.

다음 항부터는 각 치료법에 관하여 그 장점·단점을 포함하여 상세히 설명합니다.

치료법을 결정하기 위해서는 …

암에 걸리면 여러 가지 치료 방법을 선택하게 된다.

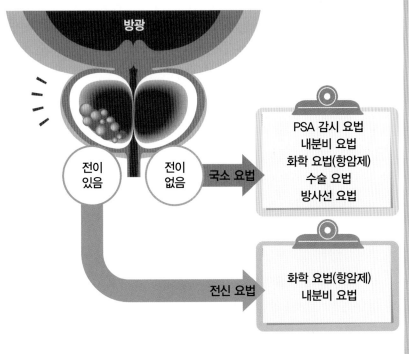

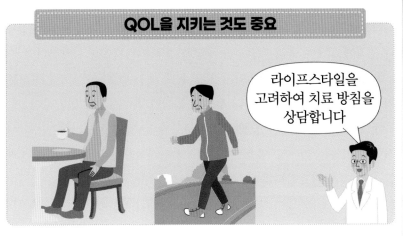

조기 저 리스크 암에는 'PSA 감시 요법'

전립선암은 진행이 느린 것이 많다는 특징이 있습니다. 그 때문에 암이라고 확정되어도 반드시 곧바로 암세포를 제거해야 하는 것은 아닙니다. 이런 경우, 어떤 치료도 하지 않고 암의 진행 상태를 관찰해 가는 것이 'PSA 감시 요법(대기 요법)'입니다.

검진 등에서 PSA 수치가 높게 나와서 발견된 작은 암이나 우발 암은 PSA 감시 요법을 시행하는 케이스가 많아집니다.

'이왕 암을 발견했으니 지금 당장이라도 떼어내고 싶다'고 생각하거나, 암이 있는데 아무것도 하지 않는 것에 불안을 느끼는 사람도 있을지 모릅니다. 하지만 전립선암의 경우에는 잠재 암(104페이지 참조)이 드물지 않다는 점에서 알 수 있듯이, 평생 동안 몸 상태나 생활에 영향을 미치지 않는 경우도 드물지 않습니다.

거꾸로, 치료는 수술이든 방사선요법이나 화학요법이든 어떤 부작용과 후유증 등 단점이 있습니다. 전립선암은 치료에 의한 장점과 단점을 비교할 경우, 단점 쪽이 큰 상태의 암도 있습니다.

PSA 감시 요법에서는 3~6개월 간격으로 PSA 검사와 직장진, 1~3년 간격으로 침생검으로 암의 상태를 확인합니다. 암에 진행이 보이는 경우나 생검에 의하여 글리슨 점수가 상승한 경우에는 치료를 시작합니다.

암에 따라서는 거의 진행되지 않고 몸에 변조(變調)를 일으킬 정도로 커지기 전에 환자가 수명을 다 누리고 돌아가시는 경우도 있습니다.

단, PSA 감시 요법은 질병을 방치하고 있는 것이 아닙니다. 암의 성질이 변화하는 경우도 있으므로 반드시 정기적으로 검사를 받고 경과를 보는 것이 필요합니다.

암의 움직임을 감시하는 'PSA 감시 요법'

생활에 지장을 주는 치료는 무리하게 하지 않는다

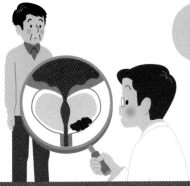

반드시 제거해야
하는 것은 아니다

암의 진행도를 경과 관찰한다

PSA 감시 요법

3~6개월 간격으로 ➡
- PSA 검사
- 직장진

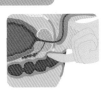

1~3년 간격으로 ➡
- 침생검

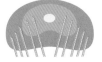

PSA 감시 요법이 적합한 것은?

■ 국소 암(병기 T2까지)	■ PSA 수치가 10ng/mL 이하

■ 글리슨 점수 6 이하(악성도가 낮다)

■ 침생검으로 발견한 암이 침 2개 이하	■ 환자의 연령이 높다

암의 성질이 변화하는 경우도 있으므로
정기 검진은 게을리 하지 않도록 한다

전립선암의 **수술 요법**

근치적 전립선 전적제술

전립선암의 수술 요법은 전립선과 정낭 전부를 제거하여 치료합니다.

암의 병소(病巢)인 전립선을 전부 제거하여 근치할 가능성이 높은 치료법입니다.

전립선 전적제술(全摘除術)이 적합한 것은 별로 진행되지 않은 전립선암입니다. 암이 전립선 안에 머물고 있다는 조건이 이 수술 적용의 전제가 됩니다.

또한, 전신의 상태가 좋고 비교적 젊은 사람에게 시행합니다. 일반적으로 75세 이하로, 기대 수명이 10년 이상 남아있는 사람입니다.

수술의 단점으로는 수술 중에 직장이나 요도괄약근 등 주위 조직에 손상을 줄 리스크가 있다는 것 외에 수술 후에도 주의해야 하는 합병증이 몇 가지 있습니다.

가장 많은 합병증이 '요실금'입니다.

요실금을 일으키는 원인은 전립선을 제거할 때 전립선 하부에 인접해 있는 요도괄약근이 손상되는 것입니다. 요도괄약근이 손상되면 배뇨 조절이 어려워져서 실금 리스크가 증가합니다.

전립선 근처의 신경을 절단함으로써 '성기능 장애(ED)'가 되는 경우도 있습니다. 이것을 방지하기 위하여 신경 온존술을 시행하는 경우도 있지만, 100% 방지할 수 있는 것은 아닙니다.

또한, 정낭도 절제하기 때문에 정액이 나오지 않게 되어 정상적인 사정은 할 수 없게 됩니다.

다음 항에서는 전립선 전적제술의 2가지 수술 방식을 설명합니다.

근치적 전립선 전적제술

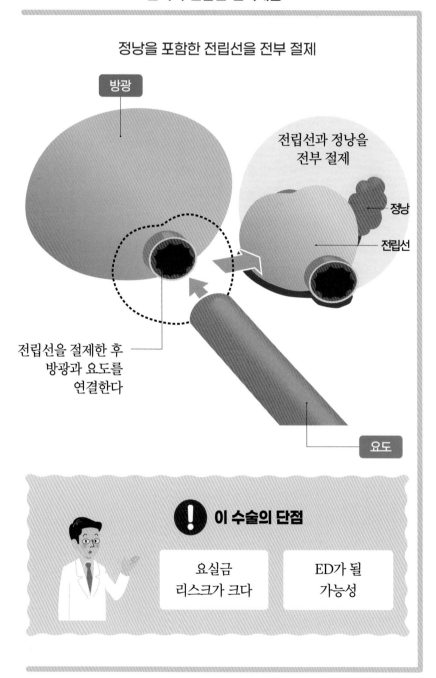

정낭을 포함한 전립선을 전부 절제

방광

전립선과 정낭을
전부 절제

정낭

전립선

전립선을 절제한 후
방광과 요도를
연결한다

요도

! 이 수술의 단점

요실금
리스크가 크다

ED가 될
가능성

근치적 전립선 전적제술의 2가지 수술 방식

전립선 전적제술은 일반적으로 하복부에서 배를 절개하는 '개방 수술'이 시행됩니다.

주요 수술 방식은 2가지이며 그 중에서 가장 많은 것은 '치골후식 전립선 전적제술'입니다. 이것은 배꼽 밑에서 치골에 걸쳐 세로로 7~15cm 정도 절개하여 방광과 치골 사이에서 전립선과 정낭을 적출하는 방법입니다. 전립선을 제거한 후에는 요도와 방광을 연결하고, 출혈한 피와 림프액을 체외에 내보내기 위한 관을 유치(留置)합니다. 이 관은 수술 후 3일 정도에 떼어냅니다. 또한, 전립선 주위의 림프절을 절제하는 '림프절 곽청(郭淸)'도 시행합니다. 림프절은 전립선암이 전이하기 쉽기 때문입니다. 수술 시간은 3시간 정도, 수술 후 10일~2주일에 퇴원할 수 있습니다. 치골후식(恥骨後式) 전립선 전적제술(全摘除術)은 수술 후에 서경(鼠径) 헤르니아*(탈장)가 생기는 경우가 있습니다.

또 한 가지 수술 방식인 '회음식(會陰式) 전립선 전적제술'은 항문과 음낭의 연결부 사이인 회음으로 메스를 넣는 수술 방식입니다.

치골후식과 마찬가지로 전립선과 정낭을 적출합니다. 절개는 5~6cm 정도로, 수술 후의 상처가 눈에 띄지 않게 됩니다. 회음은 전립선도 가까운 위치에 있기 때문에 메스를 넣는 깊이도 얕습니다. 자르는 범위가 작고 얕기 때문에 출혈 등 몸에 대한 부담도 적습니다.

단, 회음식은 절개면이 작기 때문에 림프절 곽청은 시행할 수 없습니다.

전립선 주위에는 혈관이 많이 있기 때문에 전립선 전적 수술에서는 아무래도 출혈이 많아집니다. 이 경우, 몸에 부담이 조금이라도 적어지도록 절개면이 작아도 되는 복강경으로 시행하는 수술도 있습니다.

다음 항에서 상세히 설명합니다.

용어해설 서경 헤르니아 허벅지 연결부 부분인 서혜부에 발생하는 헤르니아. 뱃속에 있어야 할 장막(腸膜)과 장의 일부가 피부 밑으로 나와 버리는 상태.

전립선 전적 수술에는 2가지 방법이 있다

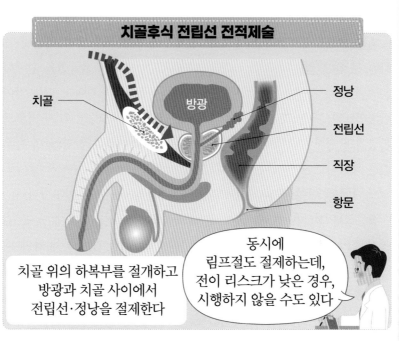

치골후식 전립선 전적제술

치골

방광

정낭

전립선

직장

항문

치골 위의 하복부를 절개하고 방광과 치골 사이에서 전립선·정낭을 절제한다

동시에 림프절도 절제하는데, 전이 리스크가 낮은 경우, 시행하지 않을 수도 있다

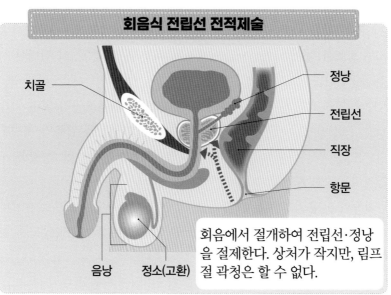

회음식 전립선 전적제술

치골

정낭

전립선

직장

항문

음낭

정소(고환)

회음에서 절개하여 전립선·정낭을 절제한다. 상처가 작지만, 림프절 곽청은 할 수 없다.

복강경하 수술

　복강경이란 내시경의 일종으로, 끝부분에 카메라가 달려 있는 가느다란 관 같은 기구입니다. 복강경을 복부로 삽입하여 전립선을 절제하는 것이 '복강경하 전립선 전적제술'입니다. 절개부가 작아도 되는 것이 특징입니다. 우선 복부에 1cm 정도의 구멍을 몇 개 뚫고 각 구멍으로 복강경과 겸자 등의 수술도구를 넣어 복강경 카메라로 촬영한 내부 모습을 모니터로 보면서 수술을 합니다.

　그 때에 배 안쪽에 이산화탄소를 넣어 부풀려서 시야를 확보합니다.

　전립선과 정낭을 전부 적출하고 림프절 곽청을 시행하는 것 등은 앞에서 소개한 수술 방식과 같습니다. 상처 자리가 작기 때문에 몸에 대한 부담이 적어 수술 다음 날에는 식사나 보행 등이 가능하며, 8~10일 정도로 퇴원할 수 있습니다. 요실금, 성기능 장애 등은 개방 수술과 같은 정도로 일어납니다. 단, 수술 시간은 3~6시간 정도로 길어져서 수술을 시행하는 의사의 숙련된 솜씨가 요구됩니다.

　그러한 것을 보완하는 것으로 근년 급속히 확산되고 있는 것이 수술 지원 로봇을 사용하여 수술을 시행하는 '로봇 지원 복강경하 전립선 전적제술'입니다.

　수술 지원 로봇은 팔 끝에 복강경과 메스 등 수술 도구가 달려 있습니다. 복강경에는 CCD 카메라가 달려 있어 그 영상을 컴퓨터 처리한 3D 영상이 모니터에 나타납니다. 의사는 그것을 보면서 로봇 팔을 조작하여 수술을 시행합니다.

　의사의 손 움직임을 로봇 팔이 더 작게 재현할 수도 있으므로 손보다도 미세한 움직임이 가능하여 신경이나 혈관을 손상시키지 않도록 할 수 있는 장점이 있습니다.

　수술시간은 2~3시간 정도, 수술 후 약 1주일에 퇴원할 수 있습니다.

복강경으로 시행되는 전적 수술

복강경하 전립선 전적제술

- 복강경으로 수술을 한다
- 절개부가 작아 몸에 대한 부담이 적다

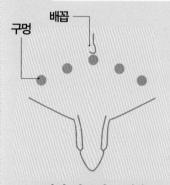

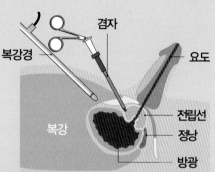

1센티 정도의 구멍을
하복부에 보통 5군데 뚫고,
그 구멍으로 내시경과
수술 도구를 삽입한다

복강 내에 이산화탄소를 넣어
부풀려서 복강경으로 보면서
기구를 조작하여
수술을 시행한다

로봇 지원 복강경하 전립선 전적제술

- 수술 지원 로봇을 사용하여 수술을 한다
- 절개부가 작아서 몸에 대한 부담이 적다
- 미세한 움직임이 가능하다

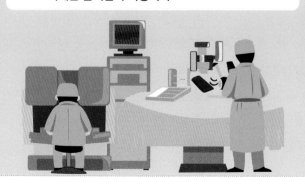

전립선암의 **방사선 요법**

방사선 외조사(外照射) 요법

전립선에 방사선을 쏨으로써 암세포를 사멸시키거나 증식을 억제하는 것이 '방사선 요법'입니다.

방사선 요법에는 몸 밖에서 쏘는 '외조사(外照射)'와 몸 안에서 쏘는 '조직 내조사(內照射)'가 있습니다. 외조사에서 가장 많이 시행되고 있는 것이 라이낙(선형가속기)이라는 기기로 X선을 쏘는 'X선 외조사 요법'입니다. 전립선 안에만 발생해 있는 '국소 암'에 대해서 시행되며, 전립선과 정낭에 쏩니다. 수술요법과 같은 정도의 효과가 있으며, 근치를 기대할 수 있습니다. 단, 치료에 1~2개월 걸리는 것이 부담이 됩니다. 또한 X선이 피부와 다른 장기에도 쏘여짐으로 인해서 손상을 주게 됩니다.

이것을 해결하기 위하여 3차원 CT로 보다 정확히 조준하여 여러 방향에서 쏘는 '3D-CRT(3차원 입체 조형법)'와 여러 방향으로부터 강약을 조절한 X선을 쏘는 'IMRT(세기 조절 방사선 치료법)'등을 사용하게 되었습니다. 치료 효과라는 점에서도 이러한 새로운 방법을 선택하는 편이 좋을 것입니다.

'입자선 요법'은 입자선을 쏘아 암세포를 사멸시키는 요법입니다. 입자선이란 눈으로는 보이지 않을 정도의 작은 입자를 빛의 속도의 60~80% 정도까지 가속한 것입니다. 수소 이온을 사용하는 '양자선 요법', 탄소 이온을 사용하는 '중립자 요법'이 있습니다.

입자선 요법의 우수한 점은 암세포를 파괴하는 파워가 강하다는 것, 겨냥하는 깊이를 정할 수 있기 때문에 암세포보다 앞쪽에 있는 조직을 손상시키지 않는다는 것입니다. 하지만 선진 의료로 지정되어 있고, 치료를 받을 수 있는 시설이 한정되며, 비용도 보험 적용이 되지 않습니다.

몸 밖에서 방사선을 쏘는 '외조사 요법'

방사선 조사(照射)로 암을 사멸시킨다.

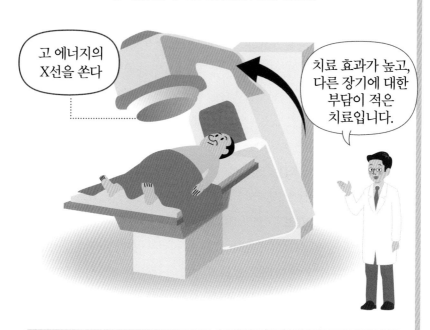

고 에너지의 X선을 쏜다

치료 효과가 높고, 다른 장기에 대한 부담이 적은 치료입니다.

3D-CRT (3차원 입체 조형법)	IMRT (세기 조절 방사선 치료법)
암의 위치를 정확히 겨냥하여 여러 방향에서 쏜다	각 방향에서 각각의 강도를 바꾸면서 방사선을 쏜다

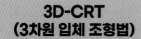

▼ 조사(照射)

■ 방사선

암세포

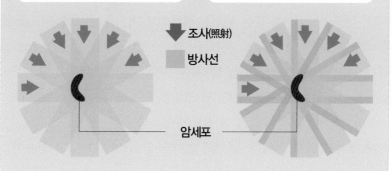

조직 내조사(內照射) 요법

'조직 내조사(內照射) 요법'은 전립선 내부로부터 방사선을 쏘아 암세포를 사멸시키는 요법입니다. '영구삽입밀봉소선원요법'과 '고선량율 조직 내조사(內照射)'가 있습니다. 영구삽입밀봉소선원요법에서는 요오드125라는 방사성 동위원소를 넣은, 직경 약 0.8mm, 길이 약 4.5mm의 작은 캡슐 40~100개를 전립선 내에 빈틈없이 심고, 직접 방사선을 쏩니다. 약 10개월간 쏩니다.

이 요법의 대상이 되는 것은 저~중 리스크 암의 경우입니다. 효과는 외조사(外照射)와 같은 정도라고 합니다. 또한, 중 리스크의 경우에는 반년 간 내분비 요법 또는 외조사(外照射)와 병용합니다.

영구 삽입 밀봉 소선원(小線源) 요법의 이점은 전립선만 겨냥하여 쏠수 있다는 것, 수술이 아니므로 몸의 부담이 적다는 것, 성기능 장애가 잘 일어나지 않는다는 것 등이 있습니다. 처치 직후에 혈뇨나 정액에 피가 섞이거나, 합병증으로 배뇨 장애와 빈뇨 등의 증상이 나타나는 경우가 있습니다. 또한, 방사선은 1년 정도 후에 나오지 않게 되며, 캡슐은 제거하지 않고 체내에 남겨 둡니다.

고선량률 조직 내조사(內照射)는 어플리케이터(침)를 몸에 꽂고, 이리듐192를 사용한 선원(線源)을 전립선에 넣고, 방사선을 쏘는 치료법입니다. 어플리케이터를 꽂는 위치는 컴퓨터로 계산하여 10개 정도를 꽂습니다. 치료 후, 선원(線源)은 뽑습니다. 1회 치료 시간은 10분 정도입니다. 이리듐192가 발산하는 방사선은 매우 강하기 때문에 단시간에 효과를 얻을 수 있습니다. 또한, 병태(病態)에 따라 수차례 반복합니다.

그리고 입원은 1주일 정도 할 필요가 있습니다.

저 리스크 암뿐 아니라, 전이가 없다면 암이 피막을 넘어 침윤하고 있는 중 리스크 전립선암도 대상이 됩니다.

전립선 내부에 직접 쏘는 '조직 내조사 요법'

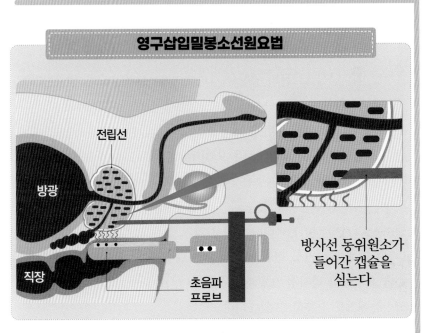

영구삽입밀봉소선원요법

전립선

방광

직장

초음파 프로브

방사선 동위원소가 들어간 캡슐을 심는다

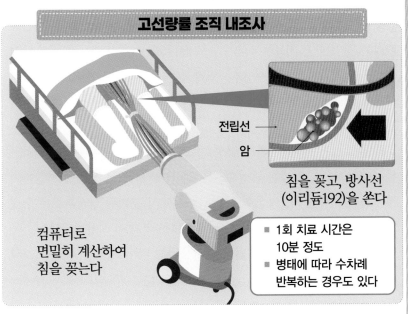

고선량률 조직 내조사

전립선

암

침을 꽂고, 방사선 (이리듐192)을 쏜다

컴퓨터로 면밀히 계산하여 침을 꽂는다

- 1회 치료 시간은 10분 정도
- 병태에 따라 수차례 반복하는 경우도 있다

전립선암의 **내분비 요법**

남성호르몬 증식을 억제한다

전립선은 남성호르몬의 영향을 강하게 받는 장기입니다. 전립선암도 증식을 위해서는 남성호르몬을 필요로 합니다(102페이지 참조)

이 때, 남성호르몬 분비를 제어함으로써 전립선암의 증식을 억제하는 치료법이 '내분비 요법(호르몬 요법)'입니다.

내분비 요법의 좋은 점은 전신에 치료 효과가 있다는 것입니다. 암이 전립선 밖으로 침윤하고 있는 국소 진행 암이나, 뼈 등 전립선으로부터 떨어진 장기에 전이된 전이암에도 효과가 있는 것입니다.

전이암에서는 가장 먼저 선택되는 치료법이며, 국소 진행 암에서는 수술 요법이나 방사선 요법과 병용됩니다. 수술과 방사선이 부담 되는 고령자에게도 사용할 수 있습니다.

내분비 요법에는 '외과적 거세술'과 '약물 요법'이 있습니다. 외과적 거세술은 남성호르몬의 90% 이상을 분비하고 있는 정소를 수술로 적출하는 것입니다. 치료는 1회 수술로 끝나고, 수술 후에는 체내의 남성호르몬이 격감하기 때문에 매우 효과적인 요법입니다. 하지만 정소 적출은 성기능을 잃어버리는 것으로 이어져서 심리적 저항이 강한 것이 난점입니다.

약물 요법은 약에 의해서 남성호르몬을 억제하는 내과적 거세라고 할 수 있습니다. 약에는 남성호르몬 분비 메커니즘을 도중에 차단하여 분비를 억제하는 약, 여성호르몬약, 부신에서 분비된 남성호르몬이 전립선에서 기능하는 것을 막는 '항남성호르몬약' 등이 사용됩니다.

다음 항에서는 내분비 요법에서 사용되는 약이 어떠한 특징을 가지고 있는지 설명합니다.

남성호르몬의 증식과 기능을 억제하는 '내분비 요법'

전립선암의 진행을 촉진하는 남성호르몬을 제어한다

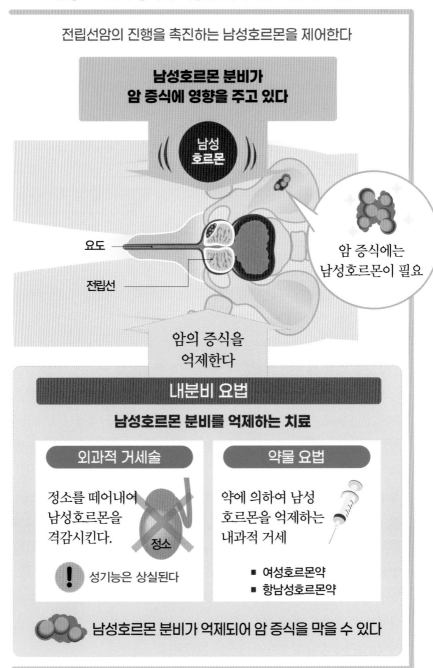

**남성호르몬 분비가
암 증식에 영향을 주고 있다**

남성
호르몬

요도

전립선

암 증식에는
남성호르몬이 필요

암의 증식을
억제한다

내분비 요법

남성호르몬 분비를 억제하는 치료

외과적 거세술

정소를 떼어내어
남성호르몬을
격감시킨다.

정소

! 성기능은 상실된다

약물 요법

약에 의하여 남성
호르몬을 억제하는
내과적 거세

■ 여성호르몬약
■ 항남성호르몬약

남성호르몬 분비가 억제되어 암 증식을 막을 수 있다

내분비 요법 약

남성호르몬은 '뇌의 시상하부가 성선 자극 호르몬 방출 호르몬 분비 → 하수체가 자극되어 황체화 호르몬 분비 → 정소가 남성호르몬 분비'의 흐름으로 공급되고 있습니다. 이 흐름 중 하수체의 기능을 억제하는 것이 'GnRH 길항제', LH-RH가 하수체에서 기능하는 것을 방해하는 것이 'LH-RH 작용제'입니다. GnRH 길항제 쪽이 더 새롭고, 근년 많이 사용되었습니다. 항남성호르몬약(항안드로겐 약)은 부신으로부터 분비된 남성호르몬이 전립선 세포에 작용하는 것을 저해합니다.

여성호르몬약(에스트로겐약)은 남성호르몬이 만들어지는 것을 억제하고, 직접 암세포에도 작용하여 증식을 억제합니다. 단, 에스트로겐만으로는 작용이 약하여 다른 약을 사용할 수 없을 때나 병용으로 사용되는 경우가 대부분입니다. 또한, 혈전증 리스크가 증가하기 때문에 최근에는 별로 사용하지 않습니다.

약물에 의한 내분비 요법은 비교적 진행된 암, 즉 근치에 희망이 없는 암을 억제하는 데 도움이 됩니다. 1개의 약제로 충분한 효과를 얻을 수 없을 때에는 2개 약제를 사용하는 '병용 요법'도 시행됩니다. LH-RH 길항제와 항남성호르몬약을 병용하는 'CAB 요법(MAB 요법)'이 대표적입니다. 하지만 치료가 수년~10년 정도에 이르면 암이 재연하는 경우가 있습니다. 이 상태를 '거세 저항성 전립선암(CRCP)'이라고 부르며, 남성호르몬이 없어도 성장하는 암세포로 변화되어 버립니다. 혈액 중의 남성호르몬 수치(혈청 테스토스테론)가 50ng/dL 미만인데도 암이 성장하거나 PSA 수치가 상승합니다. 이 치료에는 항남성호르몬약인 '엔잘루타마이드'나 '아비라테론'이 사용됩니다. 약물에 의한 내분비 요법에서는 갱년기 장애 유사 증상이나 성기능 장애 등의 부작용, 근력 저하, 골다공증이 발생하는 경우도 있습니다.

남성호르몬을 억제하는 약의 작용

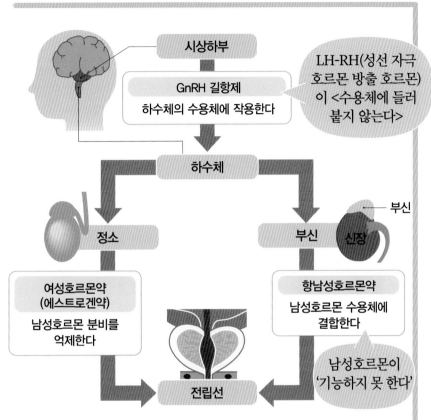

주요 약		주요 부작용
GnRH 길항제	데가렐릭스	성기능 장애, 갱년기 장애 유사 장애, 체중 증가
LH-RH 작용제	류프로렐린, 고세렐린	복용 시작 후 일시적으로 테스토스테론 분비 증가. 성기능 장애, 갱년기 장애 유사 장애, 체중 증가
항남성호르몬약	엔잘루타마이드	경련, 혈소판 감소
여성호르몬약	에치닐에스트라디올, 에스트라머스틴	협심증, 심근경색, 뇌혈전증
부신계 남성호르몬 합성을 억제하는 약	아비라테론	심장애, 간장애, 혈압 상승, 부기, 혈소판 감소

※ 약품명은 일반명으로 표기

전립선암의 **화학 요법**(항암제 치료)

내분비 요법의 효과가 약할 때 시행하는 치료

    내분비 요법이 효과가 없어졌을 때 사용되는 것이 항암제에 의한 화학 요법입니다.

    많이 사용되는 것이 '도세탁셀'이라는 항암제입니다. 새롭게 사용하게 된 약에는 '카바지탁셀'이 있습니다. 도세탁셀은 세포 분열을 방해함으로써 암세포를 사멸시킵니다. 표준적 사용법은 3주마다 1회의 점적 주사에 의한 투여입니다. 많은 것은 스테로이드약(부신 피질 호르몬)을 병용합니다. 부작용이 강하여 골수 억제가 생겨서 혈중 호중구가 줄어들거나 탈모, 전신의 권태감, 부기 등이 있습니다.

    도세탁셀을 사용하는 것은 내분비 요법으로 효과가 나타나지 않게 되거나 거세 저항성이 나타나고 있는 전립선암입니다.

    카바지탁셀은 세포 분열을 억제함으로써 암의 진행을 억제하는 약입니다. 작용과 부작용은 도세탁셀과 비슷합니다.

    전립선암의 화학 요법은, 우선 다른 요법을 했음에도 불구하고 암이 재발하거나 거세 저항성이 나타났을 때, 먼저 도세탁셀을 사용합니다.

    도세탁셀이 효과가 없어진 거세 저항성 전립선암에는 카바지탁셀을 사용합니다. 일반적으로 전립선암 치료에서 화학 요법은 다른 치료법을 사용할 수 없게 되었을 때의 최후 수단이라고도 할 수 있지만, 최근에는 진행이 빠른 전립선암에는 조기부터 내분비 요법에 도세탁셀에 의한 화학 요법을 병용한 경우의 유효성이 보고되고 있습니다.

    다음 항에서는 전립선암이 뼈에 전이된 경우에 어떠한 치료가 이루어지는지를 설명합니다.

화학 요법(항암제 치료)

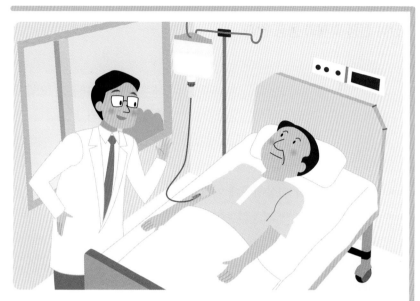

주요 항암제	주요 부작용
도세탁셀	골수 억제, 탈모, 전신 권태감, 부기
카바지탁셀	강한 골수 억제, 구역질 · 구토, 설사

※ 약품명은 일반명으로 표기

화학 요법의 부작용

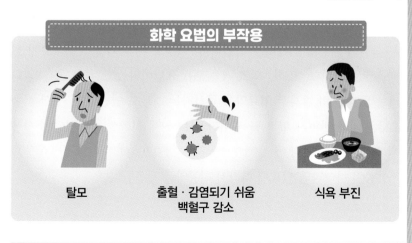

| 탈모 | 출혈 · 감염되기 쉬움
백혈구 감소 | 식욕 부진 |

골 전이 됐을 때의 치료

전이 진행 억제와 통증 완화

전립선암이 진행되면 뼈에 전이되는 경우가 있습니다. 내분비 요법이 듣지 않게 된 사람의 경우에는 약 80%의 경우에 골 전이가 보입니다.

골 전이에서 문제가 되는 것은 생활에 대한 영향이 나타나기 쉽다는 것입니다. 골 전이에서는 신경이 압박되어 통증이 나타나거나 저림 또는 마비가 일어나서 일상생활에 지장을 초래하게 됩니다. 또한, 골다공증에 걸려 골절로 인해 거동불능이 될 위험도 있습니다.

암의 진행을 억제하여 그 이상의 전이를 막는 것, 골 전이로부터 오는 통증과 마비, 골절 등을 막고, QOL(삶의 질)을 유지해 가는 것이 이 단계에서의 목표가 됩니다. 아직 내분비 요법을 받지 않은 경우에는 내분비 요법을 시작합니다. 전이한 암이 작아지는 케이스도 있습니다.

이미 받고 있는 내분비 요법의 효과가 없고 뼈에 전이된 경우, '비스포스포네이트 제제'로 파골 세포의 기능을 억제하고 암의 진행을 억제합니다. 이 약은 원래 골다공증 약이므로 골절 방지 등에도 효과를 기대할 수 있습니다.

'RANKL 저해약(데노수맙)'은 뼈를 녹이는 작용이 있는 RANKL이라는 물질의 기능을 억제하는 약입니다. 이것도 뼈 파괴를 막음으로써 진행을 억제합니다. 또한, 외조사(外照射) 요법이나 '스트론튬 89', '염화 라듐 223' 등의 방사선 치료약을 주사하는 경우도 있습니다. 염화 라듐 223은 내장 전이가 없고 골 전이만 있는 거세 저항성 전립선암에 사용할 수 있는 약입니다.

통증이 나타나면 필요에 따라서 진통약을 사용합니다.

골 전이 됐을 경우

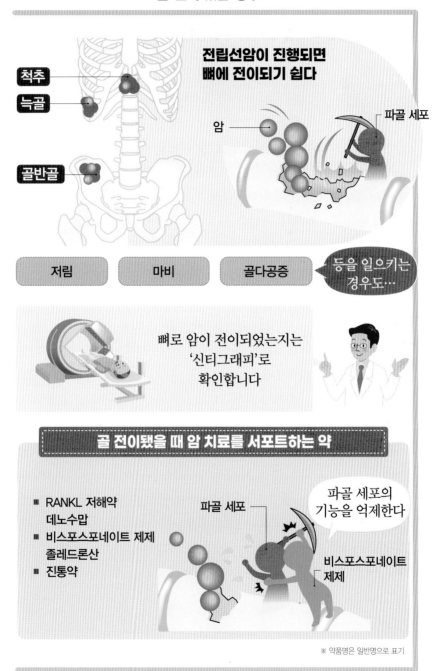

전립선암이 진행되면
뼈에 전이되기 쉽다

척추
늑골
골반골

암
파골 세포

저림　마비　골다공증

등을 일으키는
경우도…

뼈로 암이 전이되었는지는
'신티그래피'로
확인합니다

골 전이됐을 때 암 치료를 서포트하는 약

- RANKL 저해약
  데노수맙
- 비스포스포네이트 제제
  졸레드론산
- 진통약

파골 세포의
기능을 억제한다

파골 세포

비스포스포네이트
제제

※ 약품명은 일반명으로 표기

암이 **재발했을 때**의 치료

처음에 시행된 치료를 고려하여 결정한다

앞의 항까지는 전립선암의 다양한 치료법을 살펴보았는데, 치료를 다 받은 후에 암이 재발하는 경우도 있습니다.

재발한 암은 치료가 어렵다는 이미지가 있지만, 전립선암의 경우에는 진행이 느리기 때문에 다시 치료를 받고 진행을 억제할 수 있는 가능성이 충분히 있습니다.

재발한 경우, 그 후에 시행할 치료법은 처음에 시행된 치료를 고려해서 결정합니다.

또한, PSA 수치가 지속적으로 상승하고 있어도 직장진이나 화상 진단에서는 거의 발견되지 않는 PSA 재발의 경우에는, 어떤 치료법이었든, 일정한 수치가 되기까지 정기적으로 진찰을 받고 상태를 봅니다.

수술 요법으로 전립선을 전부 적출한 후에 재발한 경우에는 우선 방사선 치료법을 선택합니다.

재발한 암이 작으면 방사선 요법으로 근치를 노리는 것도 가능합니다. 암이 크거나 방사선 요법이 효과가 없을 때에는 다시 내분비 요법(호르몬 요법)으로 암의 진행을 늦추고, 그래도 효과가 없으면 화학 요법입니다.

방사선 요법을 받은 후에 재발한 경우에는 내분비 요법으로 암의 진행을 억제하는 것을 생각합니다. 내분비 요법으로 재발 암을 억제할 수 없거나 암이 재연한 경우에는 화학 요법을 시작합니다.

내분비 요법을 받고 암이 재발한 경우(거세 저항성)에는 항암제를 사용합니다. 몸의 일부에서만 암이 재연했다면 방사선 요법으로 근치를 노리는 것도 가능하지만, 내분비 요법을 시행하고 있는 환자는 이미 뼈 등에 전이되어 있는 케이스가 많습니다.

재발했을 때는 어떤 치료법?

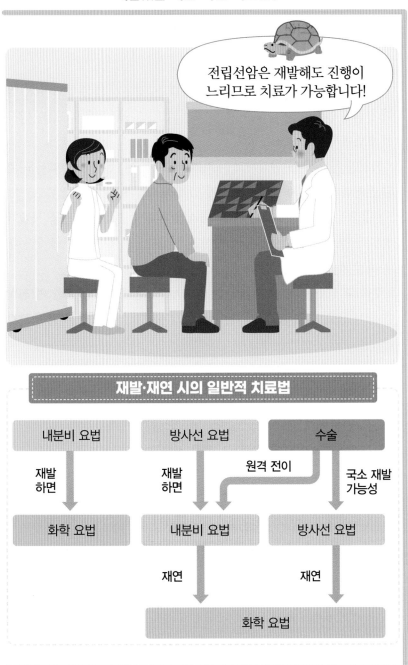

전립선암은 재발해도 진행이 느리므로 치료가 가능합니다!

재발·재연 시의 일반적 치료법

내분비 요법	방사선 요법	수술
↓ 재발하면	↓ 재발하면 원격 전이	국소 재발 가능성
화학 요법	내분비 요법	방사선 요법
	↓ 재연	↓ 재연
	화학 요법	

치료 후의 **경과 관찰과 검사**

치료 후에 안정되어 있는 사람도 진찰 받는 것이 필요

전립선암은 치료의 예후가 좋고, 근치되는 경우가 많은 암입니다. 암이 전립선 안에만 있는 경우, 수술 요법의 10년 생존율은 약 90%, 방사선 요법에서는 약 80%입니다.

하지만 치료 후에 안심하고 내버려두어도 되는 것은 아닙니다. 근치된 것처럼 보여도 재발하는 경우가 있기 때문입니다.

사용되는 것은 종양 표지자인 PSA입니다. 수술로 전립선을 적출한 경우, PSA 수치는 0.2ng/mL 이하가 됩니다. 그 후 수치가 올라간 경우 재발 가능성을 의심합니다.

수술 후 약 2년간은 2개월에 한 번, 그 후 3년간은 반년에 한 번 진찰을 받아 PSA 검사를 받습니다. 전립선암은 진행이 느리기 때문에 경과 관찰은 장기간 시행할 필요가 있습니다.

단, PSA 수치가 올라갔다고 해서 반드시 위험한 재발은 아닙니다. 'PSA 재발'(0.2ng/mL 이상)이 나타나 암이 재발하고 있어도 다른 검사에서는 발견되지 않을 정도로 작은 경우도 많기 때문입니다.

PSA 수치에 주의가 필요한 경우도 있습니다. 방사선 요법에서는 치료 후 곧바로 PSA 수치가 낮아지지 않고, 수년에 걸쳐 천천히 낮아집니다. 내분비 요법을 받다가 그만둔 경우 PSA 수치는 한 번 올라갑니다. 호르몬제의 효과가 사라지기 때문입니다. 올라간 수치가 그대로 변화하지 않으면 문제가 없다고 판단합니다. 원칙적으로, 내분비 요법은 효과가 있는 동안은 계속합니다. 단, 장기간에 걸쳐 PSA 수치의 상승이 보이지 않는 경우, 일단 중지해 보는 경우가 있습니다. 어떤 경우든, PSA 수치 변화는 신중히 관찰할 필요가 있습니다.

치료 후에는 경과 관찰이 중요!

암이 전립선 안에만 있는 경우의
10년 생존율과 PSA 수치의 변화

근치적 전립선 전적술

10년 생존률

90% 이상

PSA 수치

수치는 수술 후
0.2ng/mL 이하까지
낮아지고, 그 후에는 계속
낮은 채로 있다

방사선 요법

10년 생존률

80% 이상

PSA 수치

장기간에 걸쳐 서서히
낮아진다

PSA 수치가 0.2ng/mL 이상으로 상승하면 재발 가능성

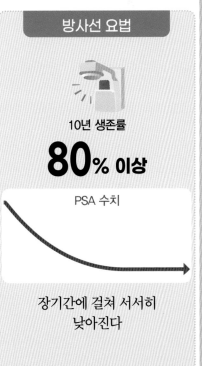

PSA가 올라가도 암이
작은 경우도 있습니다

PSA 재발

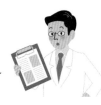

전국에 있는 암 상담창구 '암 상담 지원 센터'

누구나 '암'이라고 진단 받으면 충격을 받습니다. 전립선암은 생명을 위협하는 경우가 적은, 비교적 얌전한 암이라고는 하지만 불안해지는 것은 당연합니다.

또한, 암은 치료법을 선택할 때 스스로 잘 생각할 필요가 있습니다. 정보를 모으는 것이 중요합니다.

암 환자와 그 가족의 든든한 우군이 되어 주는 것이 '암 상담 지원 센터'입니다.

일본은 암에 관한 상담 창구가 각 도도부현에 설치된 암 진료 연계 거점 병원에 설치되어 있습니다. 살고 있는 지역의 암 상담 지원 센터는 '암 정보 서비스' 홈페이지에서 찾을 수 있습니다.

병원에 따라서는 전문의 및 암에 대해 잘 아는 간호사(인정 간호사, 전문 간호사), 약사, 영양사 등 전문지식을 가진 스태프가 상담에 응해 주는 곳도 있습니다.

▪ 암 정보 서비스 ▪

https://hospdb.ganjoho.jp
'암 상담'
<암 상담 지원 센터 찾기>

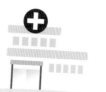

▪ 국가암정보센터 ▪

www.cancer.go.kr | 상담전화 1577-8899

암환자, 가족 및 암과 관련된 정보를 필요로 하는 모든 분들께 근거에 기반하여 믿을 수 있는 암 관련 정보를 제공해 드리기 위한 대국민서비스입니다.

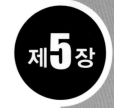

제**5**장

치료 중·치료 후의 QOL(삶의 질)을 유지하기 위하여

'전립선 비대증', '전립선암'의 치료 중이나 치료 후에는 일상생활에서도
주의가 필요합니다. 치료법에 따라 다른 주의점을 지켜서
QOL을 유지하는 데 활용하십시오.

배뇨로 괴로워하지 않기 위한 **마음가짐**

일상생활 개선으로 배뇨를 제어한다

전립선 비대증이나 전립선암 치료 중, 치료 후에 가장 많은 고민은 배뇨에 관한 것입니다. 소변이 잘 나오지 않거나 빈뇨, 요실금 등 배뇨 트러블은 전립선 비대증의 증상이기도 하지만, 경도(輕度)라면 수술하지 않아도 일상생활 속의 개선으로 제어하는 것이 가능합니다.

초기 전립선 비대증의 경우에는 생활 지도가 치료 선택지 중 하나가 된다는 것은 설명하였는데(74페이지 참조), 증상을 악화시키지 않기 위해서도 배뇨 트러블을 일으키기 쉬운 습관을 개선하는 것이 중요합니다.

일상생활에서 조심해야 할 것은 수분 섭취 방법입니다.

우선, 자신이 하루에 어느 정도의 수분을 섭취하고 있는지 생각해 봅시다. 수분 섭취가 너무 많으면 빈뇨나 요실금으로 이어집니다. 기준은 하루 1~1.5L입니다. 단, 수분도 알코올음료나 커피 등 카페인 함유량이 많은 음료에는 이뇨 작용이 있어 너무 많이 마시면 빈뇨로 이어집니다.

거꾸로 배뇨 트러블을 두려워해서 수분 섭취를 과도하게 삼가는 것도 좋지 않습니다. 자신에게 적절한 수분 섭취 방법을 확인하기 위해서도 배뇨 일기(58페이지 참조)를 기록해 봅시다.

또 하나 조심해야 할 것이 골반 내 울혈입니다. 장시간 앉아 있거나 알코올 과잉 섭취로 골반 내의 혈행이 나빠져서 전립선이 부어버리는 것입니다. 자동차 운전, 일, 영화 감상 등으로 장시간 앉은 자세를 취할 때에는 정기적으로 일어나서 몸을 움직이도록 합시다.

그 밖에도 변비나 하반신 냉기, 약 등으로부터 배뇨 트러블로 이어지는 경우도 있습니다.

배뇨 트러블을 방지하기 위해서는

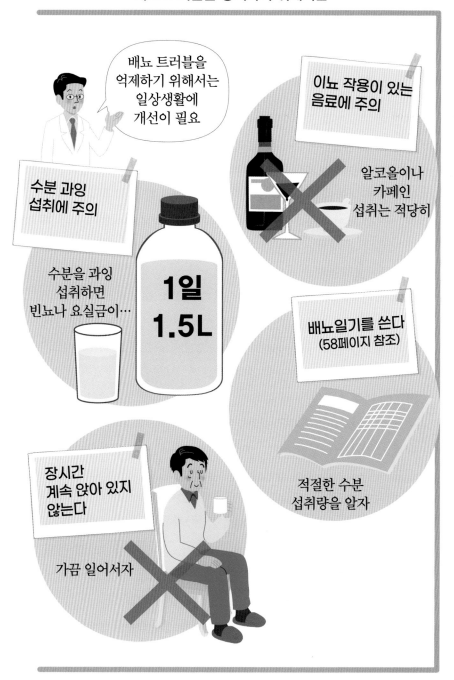

치료 후의 요실금 케어

　화장실에 도착할 때까지 참지 못하거나, 배에 힘을 주었을 때 소변이 나와 버리는 등의 요실금은 충격이 큰 것입니다. 하지만 전립선 수술 후에 요실금을 경험하는 사람은 적지 않습니다.

　수술 시에 전립선에 가까운 요도괄약근이 손상을 입거나 수술 후에 요도가 염증을 일으킴으로써 일어나는 합병증입니다. 또한, 수술 후 1~3개월 동안은 많은 사람이 기침이나 재채기를 할 때 소변이 나와 버리는 가벼운 요실금을 경험합니다. 이것은 어느 정도 지나면 대부분 자연히 낫습니다. 우선은 소변 흡수 패드나 요실금용 팬티 등을 활용하여 일상생활에서의 불편을 해소합니다.

　골반저근 체조와 방광 훈련을 함으로써 회복을 빠르게 하는 것도 가능합니다. 골반저근이란 요도괄약근과 항문괄약근 등 골반 아랫부분에 있는 근육군을 말합니다. 여기를 단련함으로써 요도를 조이는 힘을 강화할 수 있어 요실금을 방지해 갑니다.

　방법은 하복부 근육을 배뇨나 방귀를 참을 때처럼 조입니다. 5초 유지한 후에 힘을 빼고 근육을 이완합니다. 이것을 10회 반복합니다.

　다음으로 근육을 빨리 조이고 이완하는 동작을 10회 반복합니다. 이것들을 하루에 여러 차례 합니다. 방광 훈련은 배뇨 참기 훈련이라고도 불리며, 글자 그대로 배뇨를 참는 훈련입니다. 이 훈련에 의하여 요의를 느낀 후에 화장실에 도착할 때까지 참지 못하고 실금하는 '절박성 요실금'을 개선할 수 있습니다. 방법은 요의를 느낀 후에 일부러 몇 분 동안 화장실에 가는 것을 참은 후에 배뇨합니다. 배뇨를 참음으로써 방광을 확장하고 소변을 축적하는 기능을 회복시키는 것입니다.

　다음 항부터는 질병 재발을 예방하기 위한 생활습관에 관해서 설명하겠습니다.

요실금을 줄이기 위한 트레이닝

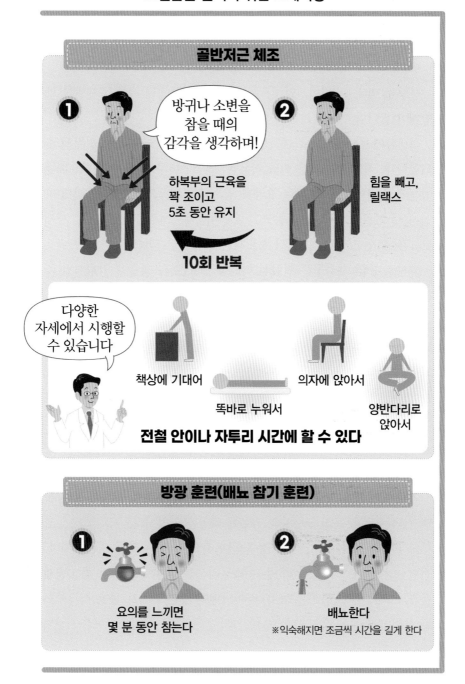

골반저근 체조

❶ 방귀나 소변을 참을 때의 감각을 생각하며!

하복부의 근육을 꽉 조이고 5초 동안 유지

❷ 힘을 빼고, 릴랙스

10회 반복

다양한 자세에서 시행할 수 있습니다

책상에 기대어

똑바로 누워서

의자에 앉아서

양반다리로 앉아서

전철 안이나 자투리 시간에 할 수 있다

방광 훈련(배뇨 참기 훈련)

❶ 요의를 느끼면 몇 분 동안 참는다

❷ 배뇨한다
※익숙해지면 조금씩 시간을 길게 한다

전립선 질병의 **재발을 예방**한다

식생활에서 주의해야 할 것

전립선 비대증, 전립선암 치료를 받으면 일상생활 속에서 재발을 예방해야 합니다.

식생활에서는 알코올과 향신료, 카페인 등 자극물의 과잉 섭취에 주의합니다. 특히 알코올은 이뇨 작용뿐 아니라 너무 많이 마시면 요의는 있는데 소변이 나오지 않는 요폐를 일으키는 경우가 있으므로 적게 마십시오. 기준은 하루 평균 알코올 20g 이하로, 맥주라면 500mL, 사케로 1홉, 와인은 글라스로 1잔 정도까지입니다.

향신료 등의 자극물은 전립선 비대증 치료 후의 염증을 악화시킬 가능성이 있으므로 많이는 섭취하지 않도록 합니다.

커피나 녹차, 에너지 드링크 등 카페인을 포함하는 음료도 주의가 필요합니다. 커피나 녹차를 마시는 습관은 전립선암의 리스크를 낮춘다고 간주되고 있지만, 과하게 마시는 것은 좋지 않습니다. 포함되어 있는 카페인이 이뇨 작용을 할 뿐 아니라 방광을 자극하여 빈뇨 등을 일으킵니다. 또한, 수분 섭취에도 주의가 필요합니다. 특히 전립선 비대증으로 빈뇨 증상이 나타난 사람은 화장실에 가고 싶지 않기 때문에 수분을 삼가는 경우가 있는데, 극단적으로 제한하는 것은 그만둡시다.

인체는 매일 일정량의 수분을 필요로 합니다. 수분을 삼가서 탈수 상태가 되는 것은 특히 고령자의 경우에 위험한 일입니다.

식사는 주식과 고기, 야채 등을 균형적으로 먹는 것이 기본이지만, 전립선암의 리스크를 억제하는 이소플라본을 많이 포함하는 콩·콩제품과, 카테킨을 포함하는 녹차, 라이코펜이 많은 토마토 등은 적극적으로 섭취하면 좋을 것입니다.

식생활에서 주의할 것은?

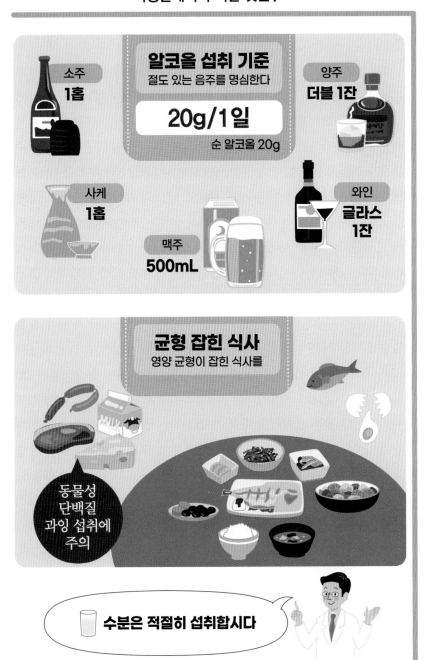

알코올 섭취 기준
절도 있는 음주를 명심한다

20g/1일
순 알코올 20g

소주
1홉

사케
1홉

맥주
500mL

양주
더블 1잔

와인
**글라스
1잔**

균형 잡힌 식사
영양 균형이 잡힌 식사를

동물성
단백질
과잉 섭취에
주의

수분은 적절히 섭취합시다

적절한 운동을 하루의 목표로 한다

전립선 비대증, 전립선 암 치료 후에는 QOL을 유지하고, 명랑하고 의욕적인 생활을 보내기 위해서도 운동을 적절히 해야 합니다.

주의가 필요한 것은 전립선 전적 수술을 받은 경우입니다. 통증이 사라진 후에도 당분간은 격렬한 운동은 피합니다. 특히 복근을 사용하는 운동은 환부를 자극할 가능성이 있으므로 주의합시다. 무거운 것을 들어 올리거나 자전거를 타는 것도 부담이 되므로 피합시다. 단, 너무 안정을 취하여 몸이 쇠약해지는 것도 문제입니다. 또한, 전립선암의 내분비 치료에서는 약의 부작용으로 비만이나 근력 저하 등을 일으키기 쉬워집니다. 건강을 유지하고, 생활습관병에 걸리지 않기 위해서도 운동을 습관화합시다.

권장되는 운동은 부담 없이 시작할 수 있어 몸에 대한 부담이 적은 워킹입니다. 처음에는 천천히 걷는 것부터 해도 괜찮습니다. 비록 1회 10분이라는 짧은 시간이라도 3회 시행하면 30분 연속 워킹과 같은 효과가 있다고 합니다. 중요한 것은 매일의 습관으로 만드는 것입니다.

같은 시간 걷는 것이라도 바른 자세와 걷는 법을 의식하면 운동 효과가 높아집니다. 익숙해지면 서서히 보폭을 넓히거나 속도를 올려서 강도를 높여 갑시다. 운동 전후와 도중에 적절한 수분 보급을 하는 것도 잊어서는 안 됩니다.

워킹의 효과를 높이기 위해서 부하를 주고 움직여 근육을 늘리는 근력 트레이닝도 유효합니다. 단, 수술 후 등에는 피해야 할 움직임도 있으므로 주치의에게 상담한 후에 시작합시다. 또한, 배뇨에 관여하는 근육을 단련할 수 있는 골반저근 체조도 습관화하도록 합시다.

다음 항에서는 수면에 관하여 다룹니다.

워킹을 습관으로!

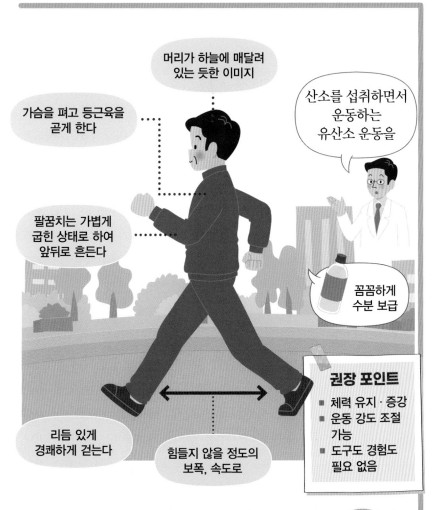

머리가 하늘에 매달려
있는 듯한 이미지

가슴을 펴고 등근육을
곧게 한다

산소를 섭취하면서
운동하는
유산소 운동을

팔꿈치는 가볍게
굽힌 상태로 하여
앞뒤로 흔든다

꼼꼼하게
수분 보급

권장 포인트

- 체력 유지 · 증강
- 운동 강도 조절
  가능
- 도구도 경험도
  필요 없음

리듬 있게
경쾌하게 걷는다

힘들지 않을 정도의
보폭, 속도로

워킹 ✚ 근육 단련도 유효

**❗ 수술 후에는 피해야 할 움직임도 있으므로
주치의에게 상담한 후에 시작한다**

충분한 수면을 취한다

　수면은 모든 건강의 기본이 되는 것인데, 전립선 질병 환자의 경우에도 다르지 않습니다. 하지만 전립선 비대증이나 전립선암 치료의 영향으로 취침 후에 몇 번이나 잠이 깨어 숙면할 수 없게 되는 케이스가 많이 있습니다. 하룻밤에 2번 이상 화장실 때문에 일어난다면 야간 빈뇨(64페이지 참조)라고 생각되며, 충분한 휴식을 취하지 못할 가능성이 높아집니다.

　수면은 잠든 후부터 일어날 때까지 동일한 상태인 것은 아닙니다. 몸은 자고 있는데 뇌는 기능하고 있는 '얕은 수면'인 '렘 수면'과 뇌도 몸도 잠든 상태의 '깊은 수면'인 '논렘 수면'이 약 90분 주기로 변동하여 하룻밤 수면 중에 4~5회 반복됩니다. 또한, 하루 중에도 아침에 눈을 뜬 후에 낮 동안의 활동을 거쳐 밤에 졸음을 느껴 잠들기까지 자율신경과 호르몬 분비 등이 상호작용하여 몸을 활동과 휴식에 적합한 상태로 조정하고 있습니다.

　야간에 몇 번씩 잠이 깨면 이러한 리듬이 깨져서 충분히 휴식할 수 없을 가능성이 높아집니다. 양질의 수면을 취하기 위해서는 우선 수분 섭취 방법을 개선합니다. 하루의 수분 섭취 기준은 1~1.5L인데, 마시는 시간을 생각하여 취침 전 3시간은 삼가도록 합시다. 또한, 커피나 녹차 등 카페인이 많은 음료는 이뇨 작용에 의하여 요의를 느끼기 쉬워지기 때문에 야간 섭취에 주의합니다. 알코올도 마찬가지입니다.

　자신의 배뇨 패턴을 알기 위해서는 배뇨일기(58페이지 참조)가 도움이 됩니다. 일기를 쓸 때, 수면에 대해서도 메모하여 어떤 식생활과 음료 섭취를 했을 때 화장실 때문에 일어났는지 확인해 봅시다. 그 때까지 몰랐던 야간 화장실의 원인을 알 수 있다면 개선 방법을 찾을 수 있습니다. 다음 항에서는 약 복용 방법에 관해 설명합니다.

밤에 푹 자기 위해서

수면 중에는 깊은 수면, 얕은 수면 주기가 있다

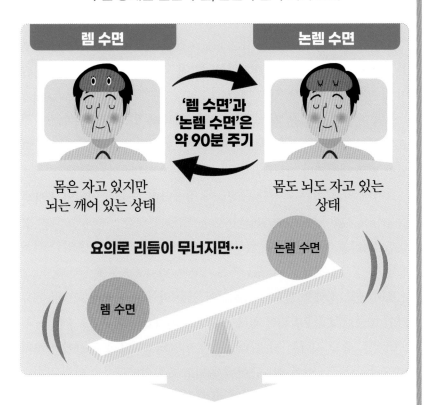

렘 수면

몸은 자고 있지만 뇌는 깨어 있는 상태

논렘 수면

몸도 뇌도 자고 있는 상태

'렘 수면'과 '논렘 수면'은 약 90분 주기

요의로 리듬이 무너지면…

논렘 수면

렘 수면

건강 피해 리스크가 크다

수면을 개선하자

■ 취침 3시간 전부터 수분 섭취를 삼간다 (하루에 필요한 수분은 확실히 섭취할 것)

■ 커피나 녹차, 알코올 등 이뇨 작용이 있는 음료 섭취 방식에 주의

배뇨 일기로 자신의 패턴을 알고, 개선합시다

약 복용에도 주의가 필요

약 복용이 배뇨 트러블의 원인이 되는 케이스도 생각할 수 있습니다.

방광 등 소변과 관계되는 기관에는 소변을 축적해 두는 축뇨와 소변을 체외로 배출하기 위한 배뇨라는 2가지 역할을 하기 위한 메커니즘이 갖춰져 있습니다(20페이지 참조).

소변 제어에는 방광 배뇨근과 요도의 뿌리에 있는 요도괄약근이 필요에 따라 수축 또는 이완함으로써 요도가 조여지거나, 요도가 열려 소변이 밀려 나오거나 합니다.

그런데 약 중에는 이러한 근육들에 작용하여 수축과 이완이 제대로 작동하지 않게 되는 것이 있습니다.

부작용으로 배뇨 장애를 일으킬 가능성이 있는 약은 마취약과 항우울약 등 중추신경계 약제, 항알레르기약 등 약 400종류나 됩니다.

특히 배뇨 장애를 일으킬 가능성이 있는 약에는 빈뇨와 요실금 치료약인 항콜린약도 포함되어 있다는 것에 주의가 필요합니다.

이것은 축뇨 시에는 방광 배뇨근이 이완되고 요도괄약근이 수축하며, 배뇨 시에는 방광 배뇨근이 수축되고 요도괄약근이 이완되는 상반하는 기능에 의하여 배뇨 제어가 이루어지고 있기 때문에 일어나는 것입니다. 또한, 병원에서 처방된 약뿐 아니라 시판하는 감기약이나 위약, 지사제 등으로도 배뇨 트러블이 일어나는 경우가 있습니다.

약을 복용할 때에는 사전에 주치의나 약사에게 확인하도록 합시다.

전립선 이외의 질병으로 다른 의료기관에서 진찰을 받을 때에도 전립선 치료 중이라는 것을 전달할 필요가 있습니다.

다음 항은 전립선암 치료 중의 주의사항입니다.

약으로 일어나는 배뇨 장애?

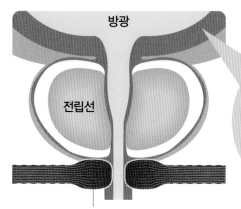

방광

전립선

요도괄약근

약 작용의 영향으로
배뇨에 관계되는 근육이
제대로 기능하지 않는
경우가 있다

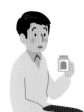

일부 감기약 성분에는
배뇨에 나쁜 영향을
미치는 것이 있습니다

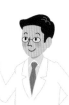

배뇨 트러블을 일으킬 가능성이 있는 주요 약제

- 중추신경계 약제(마취약, 중추성근이완약, 향정신약, 항우울약)
- 진해약
- 소화성 궤양 치료약　　■ 건위 · 소화약　　■ 항부정맥약
- 항알레르기약, 천식 치료약
- 파킨슨병 치료약　　　　■ 항현기증 · 메니에르병약

**약을 복용할 때에는
반드시 주치의나 약사에게 상담합시다!**

전립선암 치료 중의 **증상**과 **대처법**

의사에게 상담하면서 적절한 대응을

전립선암 치료에서 내분비 요법이나 화학 요법을 선택한 경우, 치료 중에 다양한 부작용이 나타납니다. 하지만 적절한 대응으로 부작용의 영향을 경감하여 QOL(생활의 질)을 유지해 갈 수 있습니다.

내분비 요법에서는 남성호르몬을 억제하는 작용이 있는 약을 사용하기 때문에 발기 장애나 성욕 저하 등의 성기능 장애나 갱년기 장애 유사 증상이 나타나는 등 다양한 부작용이 있습니다. 또한, 남성호르몬이 저하됨으로써 근력이 저하되거나 뼈와 관절이 약해지고 비만해지기 쉬운 등의 영향이 있습니다. 경감하기 위해서는 적절히 운동하는 것이 유효합니다.

항암제를 사용한 치료에서는 면역이 저하됩니다. 외출 시에는 마스크를 하고, 귀가하면 손을 반드시 씻는 등 감기나 인플루엔자 등의 감염증에 주의합니다. 최근 많이 사용하게 된 약인 도세탁셀은 골수 억제 등의 부작용 외에 손톱이 변형되거나 약해지는 경우가 있습니다. 약 투여 전, 투여 중에 손가락 끝을 차갑게 하거나 손톱에 코팅제를 발라서 보강합니다. 또한, 부기가 나타날 경우에는 몸을 꼭 조이지 않는 의류를 선택하도록 합시다.

전립선암이 골 전이되어 통증이 있는 경우, 통증 완화에 약을 사용합니다. 그 중에는 오피오이드 등의 의료용 마약을 사용하는 경우도 있습니다. 마약이라는 것 때문에 사용에 저항감을 느끼는 환자도 있습니다. 하지만 의료용 마약은 적절히 사용되면 의존이 생길 염려는 없으며, 통증을 효과적으로 경감할 수 있습니다. 무작정 겁내지 말고, 잘 사용하여 통증을 제어하고 체력을 회복해 갑시다.

치료에 따른 증상을 어떻게 극복할까?

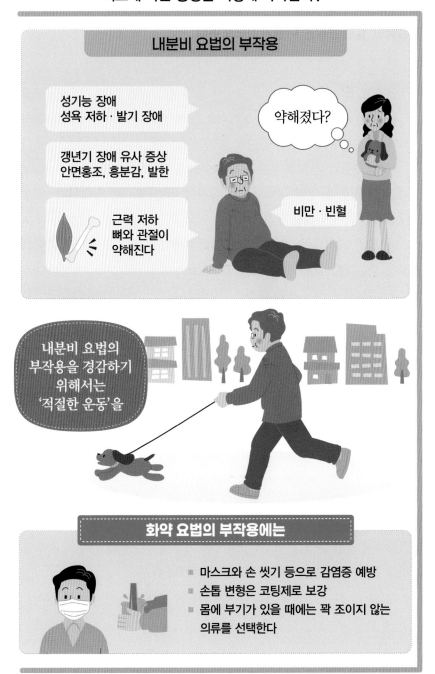

내분비 요법의 부작용

성기능 장애
성욕 저하 · 발기 장애

갱년기 장애 유사 증상
안면홍조, 흥분감, 발한

근력 저하
뼈와 관절이
약해진다

약해졌다?

비만 · 빈혈

내분비 요법의
부작용을 경감하기
위해서는
'적절한 운동'을

화약 요법의 부작용에는

▪ 마스크와 손 씻기 등으로 감염증 예방
▪ 손톱 변형은 코팅제로 보강
▪ 몸에 부기가 있을 때에는 꽉 조이지 않는
  의류를 선택한다

전립선 질환을 극복하여 명랑한 생활을

명랑한 일상생활은 마음가짐으로부터

전립선 질환은 남성이라면 누구나 앓을 가능성이 있는 것으로, 결코 드문 것은 아닙니다. 하지만 발병하는 곳이 민감한 부위이기 때문에 치료하는 데 부담을 느끼는 환자도 적지 않습니다.

또한, 증상과 치료의 부작용이나 수술의 영향으로 배뇨 트러블과 성기능 장애 등을 경험하여 마음의 상처를 입는 경우도 있습니다. 매우 개인적인 일이기 때문에 혼자서 끌어안고 괴로워하고 있는 것입니다.

단, 많은 괴로움은 치료로 증상을 개선하거나 적절한 대처를 취함으로써 경감시킬 수 있습니다.

중요한 것은 괴로움을 혼자서 끌어안지 말고 전문가에게 상담하는 것입니다.

또한, 전립선 질병의 치료를 받을 때에는 파트너의 이해도 중요합니다. 자신의 증상과 치료법에 관하여 서로 많이 얘기합시다. 얘기함으로써 정신적 부담이 줄어드는 경우도 있습니다.

그리고 '몸의 변화는 연령에 따른 것'이라고 생각하여 질병에 의한 변화를 어느 정도 받아들이는 것도 하나의 방법일지 모릅니다.

젊을 때와 같은 몸을 유지하지 못하더라도 괴로움에 하나하나 대처해 갈 수는 있습니다. 많은 환자가 일상생활을 불편 없이 지낼 수 있게 되어 인생을 즐기고 있습니다.

앞서 언급한 바와 같이 전립선 질병 치료에서는 생활 개선도 중요합니다. 전향적인 기분으로 적극적으로 노력해 갑시다.

마음가짐 하나로 명랑하고 즐거운 생활을 보내는 것은 가능합니다.

- 〈전립선암 진료 가이드라인 2016년판〉

  (일본비뇨기과학회 편, 메디컬 리뷰 사, 2014년 10월 간행)
- 〈남성 하부 요로 증상 · 전립선 비대증 진료 가이드라인〉

  (일본비뇨기과학회 편, 리치힐 메디컬 주식회사, 2015년 4월 간행)
- 〈슈퍼 도해 전립선 질병〉

  (무라이시 오사무/엔도 후미야스, 호켄 2011년 11월 간행)
- 〈명의가 말하는 최신 · 최량의 치료 전립선암〉

  (아라이 요이치/와시즈 켄이치 외, 호켄 2011년 7월 간행
- 〈질병이 보인다 vol.8 신장 · 비뇨기 제2판〉

  (의료정보과학연구소 편, 메딕 미디어 2014년 9월 간행)
- 〈이것으로 안심! 전립선암 · 전립선 비대증 ~ 자신에게 맞는 치료법 선택〉

  (이치카와 토모히코, 타카하시 쇼텐 2014년 1월 간행)
- 〈전부 알 수 있다 인체해부도〉

  (사카이 타츠오, 하시모토 츠네시, 세비도 출판, 2015년 2월 간행)

색인

162

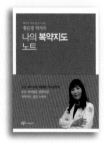

따라만 하면 달인이 되는 황은경 약사의 **나의 복약지도 노트**

황은경 | 259p | 19,000원

이 책은 2010년대 약사사회의 베스트셀러로 기록되고 있다. 개국 약사가 약국에서 직접 경험하고 실천한 복약지도와 약국경영 노하우가 한권의 책에 집약됐다. 황은경 약사가 4년 동안 약국경영 전문저널 (주)비즈엠디 한국의약통신 파머시 저널에 연재한 복약지도 노하우를 한권의 책으로 묶은 것이다. 환자 복약상담 및 고객서비스, 약국 관리 및 마케팅 분야에 대한 지식을 함축하고 있어 약국 성장의 기회를 잡을 수 있다.

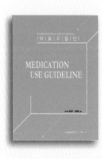

약료지침안

유봉규 | 406p | 27,000원

'약료지침안'은 의사의 '진료지침'과 똑같이 약사가 실천하는 복약지도 및 환자 토털 케어에 가이드라인 역할을 할 수 있는 국내 최초의 지침서이다.

이 책은 갑상선 기능 저하증, 고혈압, 녹내장, 당뇨병 등 약국에서 가장 많이 접하는 질환 18가지를 가나다순으로 정리하였으며, 각 질환에 대해서도 정의, 분류, 약료(약료의 목표, 일반적 접근방법, 비약물요법, 전문의약품, 한방제제, 상황별 약료), 결론 등으로 나눠 모든 부분을 간단명료하게 설명하고 있다.

특히 상황별 약료에서는 그 질환과 병행하여 나타나는 증상들을 빠짐없이 수록하고 있다. 예를 들어 고혈압의 상황별 약료에서는 대사증후군, 당뇨병, 노인, 심장질환, 만성콩팥, 임신 등 관련 질병의 약료를 모두 해설하고 있는 것이다.

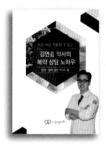

김연흥 약사의 복약 상담 노하우

김연흥 ㅣ 304p ㅣ 18,000원

이책은 김연흥 약사가 다년간 약국 임상에서 경험하고 연구했던 양·한방 복약 상담 이론을 총 집대성 한 것으로, 질환 이해를 위한 필수 이론부터 전문적인 복약 상담 노하우까지, 더 나아가 약국 실무에 바로 적용시킬 수 있는 정보들을 다양한 사례 중심으로 함축 설명하고 있다. 세부 항목으로는 제1부 질환별 양약 이야기, 제2부 약제별 생약 이야기로 구성돼 있다.

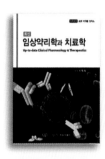

최신 임상약리학과 치료학

최병철 ㅣ 본책 328p ㅣ 부록 224p ㅣ 47,000원

이 책은 2010년 이후 국내 및 해외에서 소개된 신약들을 위주로 약물에 대한 임상약리학과 치료학을 압축 정리하여 소개한 책이다. 책의 전반적인 내용은 크게 질병에 대한 이해, 약물치료 및 치료약제에 대해 설명하고 있다.

31개의 질병을 중심으로 약제 및 병리 기전을 이해하기 쉽도록 해설한 그림과 약제간의 비교 가이드라인을 간단명료하게 표로 정리한 Table 등 150여 개의 그림과 도표로 구성되어 있다. 또 최근 이슈로 떠오르고 있는 '치료용 항체'와 '소분자 표적 치료제'에 대해 각 31개를 특집으로 구성했다. 부록으로 제작된 '포켓 의약품 인덱스'는 현재 국내에 소개되어 있는 전문의약품을 21개 계통별로 분류, 총 1,800여 품목의 핵심 의약품이 수록되어 있다.

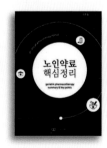

노인약료 핵심정리

엄준철 ㅣ 396p ㅣ 25,000원

국내에서 최초로 출간된 '노인약료 핵심정리'는 다중질환을 가지고 있는 노인들을 복약 상담함에 앞서 약물의 상호작용과 부작용 그리고 연쇄처방 패턴으로 인해 발생하는 다약제 복용을 바로 잡기 위해 출간 됐다. 한국에서 노인약료는 아직 시작 단계이기 때문에 미국, 캐나다, 호주, 영국 등 이미 노인약료의 기반이 잘 갖추어진 나라의 가이드라인을 참고 분석하였으며, 약사로서의 경험과 수많은 강의 경력을 가진 저자에 의해 우리나라의 실정에 맞게끔 필요한 정보만 간추려 쉽게 구성되었다.

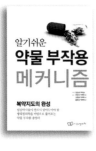

알기 쉬운 **약물 부작용 메커니즘**

오오츠 후미코 | 304p | 22,000원

"지금 환자들이 호소하는 증상, 혹시 약물에 따른 부작용이 아닐까?"

이 책은 환자가 호소하는 49개 부작용 증상을 10개의 챕터별로 정리하고, 각 장마다 해당 사례와 함께 표적장기에 대한 병태생리를 설명함으로써 부작용의 원인을 찾아가는 방식을 보여주고 있다.

또 각 장마다 부작용으로 해당 증상이 나타날 수 있는 메커니즘을 한 장의 일러스트로 정리함으로써 임상 약사들의 이해를 최대한 돕고 있다.

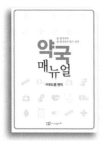

문 열기부터 문닫기까지 필수 **실천 약국 매뉴얼**

㈜위드팜 편저 | 248p | 23,000원

'약국매뉴얼'은 위드팜이 지난 14년 간 회원약국의 성공적인 운영을 위해 회원약사에게만 배포되어 오던 지침서를 최근 회원약사들과 함께 정리하여 집필한 것으로 개설약사는 물론 근무약사 및 약국 직원들에게도 반드시 필요한 실무지침서이다.

주요 내용은 약국 문 열기부터 문 닫기까지 각 파트의 직원들이 해야 할 업무 중심의 '약국운영매뉴얼' 고객이 약국 문을 들어섰을 때부터 문을 닫고 나갈 때까지 고객응대 과정에 관한 '약국고객만족서비스매뉴얼' 등으로 구성돼 있다.

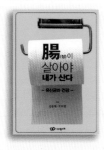

腸(장)이 살아야 내가 산다 -유산균과 건강-

김동현·조호연 | 192p | 15,000원

이 책은 지난 30년간 유산균에 대해 연구하여 국내 최고의 유산균 권위자로 잘 알려진 경희대학교 약학대학 김동현 교수와 유산균 연구개발에 주력해온 CTC바이오 조호연 대표가 유산균의 인체 작용과 효능효과를 제대로 알려 소비자들이 올바로 이용할 수 있도록 하기 위해 집필한 것으로써, 장과 관련된 환자와 자주 접촉하는 의사나 약사 간호사 등 전문인 들이 알아두면 환자 상담에 크게 도움을 줄 수 있는 내용들이 많다.

부록으로 제공된 유산균 복용 다섯 가지 사례에서는 성별, 연령별, 질병별로 예를 들고 있어 우리들이 직접 체험해보지 못한 경험을 대신 체득할 수 있도록 도와주고 있다.

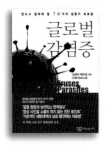

글로벌 감염증

닛케이 메디컬 | 380p | 15,000원

'글로벌 감염증'은 일본경제신문 닛케이 메디컬에서 발간한 책을 도서출판 정다와에서 번역 출간한 것으로서 70가지 감염증에 대한 자료를 함축하고 있다. 이 책은 기존 학술서적으로서만 출판되던 감염증에 대한 정보를 어느 누가 읽어도 쉽게 이해할 수 있도록 다양한 사례 중심으로 서술했으며, 감염증별 병원체, 치사율, 감염력, 감염경로, 잠복기간, 주요 서식지, 증상, 치료법 등을 서두에 요약해 한 눈에 이해할 수 있게 했다.

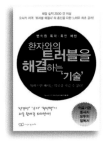

환자와의 트러블을 해결하는 '기술'

오노우치 야스히코 | 231p | 15,000원

이 책은 일본 오사카지역에서 연간 400건 이상 병의원 트러블을 해결해 '트러블 해결사'로 불리는 오사카의사협회 사무국 직원 오노우치 야스코에 의해 서술되었다.

저자는 소위 '몬스터 페이션트'로 불리는 괴물 환자를 퇴치하기 위해서는 '선경성' '용기' '현장력' 등 3대 요소를 갖춰야 한다고 강조한다. 특히 저자가 직접 겪은 32가지 유형을 통해 해결 과정을 생생히 전달하고 있으며, 트러블을 해결하기 위해 지켜야 할 12가지 원칙과 해결의 기술 10가지를 중심으로 보건의료계 종사자들이 언제든지 바로 실무에 활용할 수 기술을 제시하고 있다.

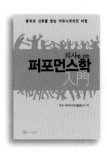

환자의 신뢰를 얻는 의사를 위한 퍼포먼스학 입문

사토 아야코 | 192p | 12,000원

환자의 신뢰를 얻는 퍼포먼스는 의·약사 누구나 갖춰야 할 기본 매너이다. 이 책은 일본대학예술학부교수이자 국제 퍼포먼스연구 대표 사토 아야코씨가 〈닛케이 메디컬〉에 연재하여 호평을 받은 '의사를 위한 퍼포먼스학 입문'을 베이스로 구성된 책으로서, 의사가 진찰실에서 환자를 상담할 때 반드시 필요한 구체적인 테크닉을 다루고 있다. 진찰실에서 전개되는 다양한 케이스를 통해 환자의 신뢰를 얻기 위한 태도, 표정, 말투, 환자의 이야기를 듣는 방법과 맞장구 치는 기술 등 '메디컬 퍼포먼스'의 구체적인 테크닉을 배워볼 수 있다.

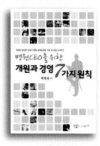

병원 CEO를 위한 개원과 경영 7가지 원칙

박병상 | 363p | 19,000원

'병원 CEO를 위한 개원과 경영 7가지 원칙'은 개원에 필요한 자질과 병원 경영 능력을 키워줄 현장 노하우를 담은 책이다.

이 책은 성공하는 병원 CEO를 위해 개원을 구상할 때부터 염두에 두어야 할 7가지 키워드를 중심으로 기술하였다.

가까운 미래에 병원CEO를 꿈꾸며 개원을 준비하는 의사들과 병원을 전문화하거나 규모 확장 등 병원을 성장시키고자 할 때 길잡이가 될 것이다.

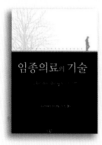

임종의료의 기술

히라카타 마코토 | 212p | 15,000원

임상의사로 20년간 1,500명이 넘는 환자들의 임종을 지켜본 저자 히라가타 마코토(平方 眞)에 의해 저술된 이 책은 크게 세 파트로 나뉘어져 있다. 첫 파트인 '왜 지금, 임종의료 기술이 필요한가'에서는 다사사회(多死社會)의 도래와 임종의료에 관한 의료인의 행동수칙을 소개하였고, 두 번째 파트에서는 이상적인 죽음의 형태인 '노쇠(老衰)'를 다루는 한편 노쇠와 다른 경위로 죽음에 이르는 패턴도 소개하였다. 그리고 세 번째 파트에서는 저자의 경험을 바탕으로 환자와 가족들에게 병세를 이해시키고 설명하는 방법 등을 다루고 있다. 뿐만 아니라 부록을 별첨하여 저자가 실제로 경험한 임상사례를 기재하였다.

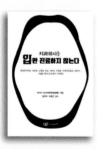

치과의사는 입만 진료하지 않는다

아이다 요시테루 | 176p | 15,000원

이 책의 핵심은 치과와 의과의 연계 치료가 필요하다는 것이다. 비록 일본의 경우지만 우리나라에도 중요한 실마리를 제공해 주는 내용으로 가득하다. 의과와 치과의 연계가 왜 필요한가? 저자는 말한다. 인간의 장기는 하나로 연결되어 있고 그 시작은 입이기 때문에 의사도 입안을 진료할 필요가 있고, 치과의사도 전신의 상태를 알지 못하면 병의 뿌리를 뽑는 것이 불가능 하다고. 저자는 더불어 치과의료를 단순히 충치와 치주병을 치료하는 것으로 받아들이지 않고, 구강 건강을 통한 전신 건강을 생각하는 메디코 덴탈 사이언스(의학적 치학부) 이념을 주장한다.

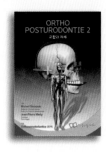

교합과 자세

Michel Clauzade ·Jean-Pierre Marty | 212p | 120,000원

자세와 교합, 자세와 치아 사이의 관계를 의미하는 '자세치의학
(Orthopo sturodontie)' 이라는 개념은 저자 미셸 클로자드와 장
피에르 마티가 함께 연구하여 만든 개념으로써, 자세학에서 치아교
합이 핵심적인 역할을 지니고 있다는 사실을 보여준다.

'교합과 자세'는 우리가 임상에서 자주 접하는 TMD 관련 증상들의
원인에 대해 생리학적 관점보다 더 관심을 기울여 자세와 치아에 관
한 간단한 질문들, 즉 치아 및 하악계가 자세감각의 수용기로 간주
될 수 있는 무엇인가? 두 개 하악계 장애가 자세의 장애로 이어질
수 있는 이유는 무엇인가?에 대한 질문들에 답을 내놓고 있다.

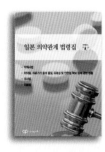

일본 의약관계 법령집

도서출판 정다와 | 368p | 30,000원

'일본 의약관련 법령집'은 국내 의약관련 업무에서 일본의 제도나
법률이 자주 인용, 참조되고 있음에도 불구하고 마땅한 자료가 없
는 가운데 국내 최초로 출간되었다.

책의 구성은 크게 약제사법(藥劑師法), 의약품·의료기기 등의 품
질·유효성 및 안전성 확보 등에 관한 법률(구 藥事法), 의사법(醫
師法), 의료법(醫療法) 및 시행령, 시행규칙의 전문과 관련 서류 양
식이 수록되어 있다.

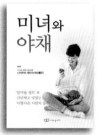

미녀와 야채

나카무라 케이코 | 208p | 13,000원

'미녀와 야채'는 일본 유명 여배우이자 시니어 야채 소믈리에인 나
카무라 케이코(中村慧子)가 연구한 7가지 다이어트 비법이 축약된
건강 다이어트 바이블이다.

나카무라 케이코는 색깔 야채 속에 숨겨진 영양분을 분석하여 좋은
야채를 선별하는 방법을 제시하였으며, 야채를 먹는 방법에 따라
미와 건강을 동시에 획득할 수 있는 비법들을 이해하기 쉽게 풀어
썼다.

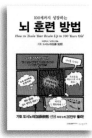

100세까지 성장하는 **뇌의 훈련 방법**

가토 도시노리 | 241p | 15,000원

1만 명 이상의 뇌 MRI를 진단한 일본 최고 뇌 전문의사 가토 도시노리(加藤 俊德)가 집필한 '100세까지 성장하는 뇌 훈련 방법'은 뇌 성장을 위해 혼자서도 실천할 수 있는 25가지 훈련 방법을 그림과 함께 상세히 설명하고 있다.

이 책에서는 "사람의 뇌가 100세까지 성장할 수 있을까?"에 대한 명쾌한 해답을 주기 위하여 중장년 이후에도 일상적인 생활 속에서 뇌를 훈련하여 성장시킬 수 있는 비결을 소개하고 있다. 또 집중이 잘 안 되고, 건망증이 심해지는 등 여러 가지 상황별 고민을 해소하기 위한 뇌 트레이닝 방법도 간단한 그림을 통해 안내하고 있어 누구나 쉽게 실천해 나갈 수 있다.

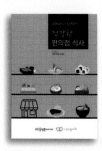

내과의사가 알려주는 **건강한 편의점 식사**

마츠이케 츠네오 | 152p | 15,000원

편의점 음식에 대한 이미지를 단번에 바꾸어주는 책이다. 이 책은 식품에 대한 정확한 정보를 제공함으로써 좋은 음식을 골라먹을 수 있게 해주고 간단하게 건강식으로 바꾸는 방법을 가르쳐준다.

내과의사이자 장 권위자인 저자 마츠이케 츠네오는 현재 먹고 있는 편의점 음식에 무엇을 추가하면 더 좋아지는지, 혹은 어떤 음식의 일부를 빼면 더 좋은지 알려준다. 장의 부담이나 체중을 신경쓴다면 원컵(One-cup)법으로 에너지양과 식물섬유량을 시각화시킬 수 있는 방법을 이용할 수 있다.

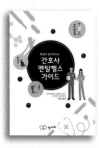

병원이 즐거워지는 **간호사 멘탈헬스 가이드**

부요 모모코 | 170p | 15,000원

현장의 간호사들의 업무에는 특수성이 있다. 업무 중 긴장을 강요당하는 경우가 많은 것과 감정노동인 것, 그리고 사람의 목숨을 다루는 책임이 무거운 것 등 업무의 질이 스트레스를 동반하기 쉽다는 점이다. 이 책은 이러한 업무를 수행하는 간호사들을 지원할 수 있는 특화된 내용을 담았다. 간호사의 멘탈헬스를 지키기 위해 평소 무엇을 해야 할지, 멘탈헬스가 좋지 않은 사람에게 어떻게 관여하면 좋은지를 소개한다. 저자가 현장에서 직접 경험한 것을 바탕으로 제시한 대응법이라 어떤 것보다 높은 효과를 기대할 수 있을 것이다.

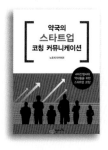

약국의 스타트업 코칭 커뮤니케이션
노로세 타카히코 | 200p | 15,000원

이 책에서 알려주는 '코칭'은 약국이 스타트업 할 수 있도록 보다 미래지향적이며 효율적인 소통법이다. 약국을 찾은 환자를 배려하면서 환자의 의지를 실현시켜주는 것이며, 환자가 인생의 주인공으로서 능력을 발휘하게 서포트 해주는 것이다. 따라서 코칭을 지속적으로 하게 되면 환자와 약사 사이에 신뢰감을 형성하면서 진정한 소통으로 인한 파급력을 얻게 된다.

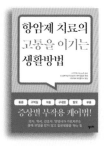

항암제 치료의 고통을 이기는 생활방법
나카가와 야스노리 | 240p | 값 15,000원

항암제의 발전에 따라 외래에서 암 치료하는 것이 당연한 시대가 되었다. 일을 하면서 치료를 계속하는 사람도 늘고 있다. 그러한 상황에서 약제의 부작용을 어떻게 극복할 것인가는 매우 중요한 문제이다. 이 책은 암 화학요법의 부작용과 셀프케어에 관한 이해를 높이고 암 환자들에게 생활의 질을 유지하면서 치료를 받는 데 도움을 줄 것이다.

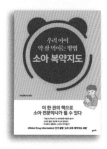

우리 아이 약 잘 먹이는 방법 소아 복약지도
마츠모토 야스히로 | 338p | 값 25,000원

이 책은 소아 조제의 특징, 가장 까다로운 소아약 용량, 보호자를 힘들게 하는 영유아 약 먹이는 법, 다양한 제형과 약제별 복약지도 포인트를 정리하였다. 또한 보호자가 걱정하는 소아약 부작용, 임신·수유 중 약 상담 대응에 대해서도 알기 쉽게 설명해 준다.

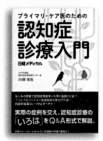

1차 진료 의사를 위한 치매 진료 입문(근간)
야치요 병원 치매 질환 의료센터장 가와바타 노부야

1차 진료 의사들이 치매 진료에 발을 들여놓지 못하는 이유 중 하나가 실제 일상 임상에 입각한 서적이나 강의가 적고, 진단·치료의 기술 향상 기회가 한정되어 있기 때문이다. 이 책은 의사들이 일상 진료에서 느끼고 있는 의문점을 곧바로 찾아볼 수 있도록 QA 방식으로 재구성되어 있다.

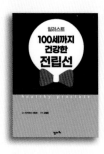

일러스트
100세까지 건강한 전립선

타카하시 사토루 | 172p | 값 15,000원

전립선비대증과 전립선암은 중노년 남성을 괴롭히는 성가신 질병이다. 하지만 증상이 있어도 수치심에서, 혹은 나이 탓일 거라는 체념에서 진찰 받는 것을 주저하는 환자가 적지 않다. "환자가 자신의 질병을 바르게 이해하고, 적절한 치료를 받기 위해서 필요한 정보를 알기 쉽게 전달" 해주기 위한 목적으로 만든 책이다.

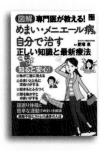

현기증 · 메니에르병을 스스로 고치는
올바른 지식과 최신요법(근간)

성 마리안나 의과대학 교수 코이즈카 이즈미 감수

현기증을 고치는 요령은 적극적으로 몸을 움직이고 웃는 것이다. 평형감각에 장애가 생기면 걷는 것도, 뛰는 것도 마음대로 되지 않아 이때야 비로소 우리는 평형감각의 '고마움'을 깨닫게 된다. 이 책에서는 평형감각이 장애를 받는 각종 현기증 질환에 관하여 그 치료법과 예방법, 그리고 평소의 주의점에 관하여 설명해 준다.